Hippocrate

Aphorismes

Traité

 Le code de la propriété intellectuelle du 1er juillet 1992 interdit en effet expressément la photocopie à usage collectif sans autorisation des ayants droit. Or, cette pratique s'est généralisée dans les établissements d'enseignement supérieur, provoquant une baisse brutale des achats de livres et de revues, au point que la possibilité même pour les auteurs de créer des œuvres nouvelles et de les faire éditer correctement est aujourd'hui menacée. En application de la loi du 11 mars 1957, il est interdit de reproduire intégralement ou partiellement le présent ouvrage, sur quelque support que ce soit, sans autorisation de l'Éditeur ou du Centre Français d'Exploitation du Droit de Copie, 20, rue Grands Augustins, 75006 Paris.

ISBN : 978-1718611320

10 9 8 7 6 5 4 3 2 1

Hippocrate

Aphorismes

Traité

Table de Matières

INTRODUCTION.	7
PREMIÈRE SECTION.	21
TROISIÈME SECTION.	38
QUATRIÈME SECTION.	44
CINQUIÈME SECTION.	57
SIXIÈME SECTION.	68
SEPTIÈME SECTION.	78

INTRODUCTION.

C'est assurément aux Aphorismes qu'Hippocrate doit sa grande popularité; ce livre est entre toutes les mains; il est dans toutes les bibliothèques, non seulement des médecins, mais encore des gens du monde; beaucoup de personnes ne connaissent même le chef de l'école de Cos que par les *Aphorismes*, et réduisent toutes ses productions à cet ouvrage. Du reste, comme le remarque très bien Gruner (*Censura*, p. 43), Hippocrate s'est acquis tant de gloire par la rédaction de ce livre, qu'il suffirait, en l'absence de tous les autres, pour assurer à son auteur une immortelle renommée. Toutes les formules d'éloges ont été épuisées pour les *Aphorismes*, et nul écrit de l'antiquité n'a peut-être été autant exalté; nul n'a plus occupé les savants, et n'a donné lieu, toute proportion gardée, à des travaux plus nombreux et plus variés, à de plus laborieuses recherches, à des commentaires plus étendus, à des éditions et traductions plus multipliées (01). C'est en commentant un aphorisme qu'un auteur ancien (Cf. Dietz, Schol. in *Aph*., p. 465, note 2), disait: Nous savons qu'Hippocrate ne s'est jamais trompé! Etienne d'Athènes, dans la préface de ses scholies sur les Aphorismes (éd. de Dietz, p. 238), dit :

« Cet ouvrage est très utile à ceux dont les études sont perfectionnées et à ceux dont elles ne le sont pas encore; à ceux qui ont commencé tard à apprendre la médecine ; à ceux qui fréquentent les écoles; à ceux qui sont obligés de voyager et de parcourir les villes; à ceux qui ont des dispositions naturelles et à ceux qui n'en ont pas; à ceux qui ont la conception facile, et à ceux qui l'ont plus lente. Il est utile à ceux qui sont perfectionnés dans la médecine et à ceux qui ont des dispositions naturelles, parce qu'il leur rappelle ce qu'il y a de principal dans ce qu'ils ont appris avec plus de détails; il l'est également à ceux qui ne sont pas perfectionnés et à ceux qui sont obligés de voyager, parce qu'il leur présente en résumé ce qui est dit plus longuement dans d'autres ouvrages.»

Galien avant Étienne avait fait les mêmes éloges du genre aphoristique en général, et des *Aphorismes* en particulier, qui sont un modèle de ce genre (Com. I, *in Prorrh.*, t. 4). Commentant le texte suivant de l'Appendice au traité du Régime : « Vous saignerez dans les maladies aiguës, si le mal vous paraît intense, si les malades sont dans la vigueur de l'âge, et s'ils ont de la force, » Galien dit :

« Ce texte est digne d'Hippocrate, et je suis étonné qu'il ne l'ait pas reproduit dans les *Aphorismes*, car dans cette courte sentence il y a une grande portée comme dans chaque aphorisme. »

Suidas (Lexicon. in voc. Ἱπποκράτης a renchéri sur tous ces éloges, en disant que les *Aphorismes* dépassent l'étendue de l'esprit humain ! A côté de ces jugements anciens je place celui d'un homme dont le goût littéraire, dont l'érudition variée et facile sont connus et appréciés de tout le monde, de M. Pariset enfin.

« Quelle autre main , dit-il (*Dédicace de sa trad. des Aph.*), que celle d'Hippocrate eût été digne d'écrire le livre des *Aphorismes* ? Non que ce livre soit absolument parfait, l'ordre y manque dans quelques parties; on y rencontre des répétitions inutiles et des propositions erronées; mais, pris dans son ensemble, est-il en médecine un ouvrage où brille plus d'originalité, de finesse, de vérité, de profondeur? Quel autre livre ouvre d'un mot à la pensée un horizon plus vaste et plus éclairé? Le propre de ce grand homme est de féconder l'entendement de ses lecteurs; il leur communique quelque chose de sa force; il semble leur attacher des ailes pour les élever jusqu'à lui. Mille écrivains, du reste, ont été frappés dans Hippocrate de ce style nerveux, concis, pittoresque, qui donne la vie aux objets les plus inanimés. »

On sait d'ailleurs que les *Aphorismes* ont longtemps servi de textes aux leçons des professeurs, que les étudiants d'autrefois les apprenaient avec soin, et que ceux de nos jours ont encore, pour la plupart, conservé la louable coutume d'en placer quelques-uns à la suite de leur thèse pour le doctorat. Suivant Étienne (éd. de Dietz, p. 239), Soranus avait divisé les *Aphorismes* en trois sections, Rufus en quatre, et Galien en sept; je dirai plus loin ce que c'est que la huitième section. Ackermann (*Hist. liter. Hipp.*, p. LXI , éd. de K.) remarque avec raison que Galien a bien adopté et conservé ce partage en sept sections, mais qu'il ne paraît pas en être le premier auteur, car il n'eût pas manqué de le dire et de s'en faire honneur (02) ; et lorsqu'il cite d'anciens textes des *Aphorismes*, il le fait comme si cette division était admise depuis longtemps. Ackermann regarde en conséquence la division de

Soranus et de Rufus non comme antérieure, mais comme parallèle à celle que Galien a suivie. M. Littré (t. I, p. l05) a aussi remarqué que :

« malgré les divisions et les coupures différentes, les *Aphorismes* se sont toujours suivis dans le même ordre : Marinus, ajoute-t-il, en fournit une preuve. Dans la septième section, au lieu de : *dans les brûlures considérables les convulsions ou le tétanos est fâcheux*, Marinus lisait : *dans les blessures considérables*, ajoutant que l'aphorisme suivant justifiait cette leçon [Gal. Com. *in Aph.*, VII, 13]. En effet, l'aphorisme suivant est relatif aux blessures, et il a conservé la place qu'il avait du temps de Marinus et de Galien. Or, celui-ci est antérieur d'une cinquantaine d'années au médecin de Pergame, qui a laissé les *Aphorismes* dans l'ordre où ils étaient avant lui. »

Ces réflexions sur les diverses coupures qu'on a fait subir aux *Aphorismes* m'amènent tout naturellement à dire quelques mots des nombreuses tentatives qui ont été faites pour les ranger suivant un ordre systématique. Ces tentatives doivent être jugées en elles-mêmes et appréciées dans leur exécution. Considérées en elles-mêmes, elles n'ont d'autre résultat que de faire disparaître entièrement cette antique physionomie, ce caractère original qui donnent aux *Aphorismes* une grande partie de leur valeur, et qui en font un monument précieux pour l'histoire de l'école de Cos ; elles n'aboutissent qu'à faire perdre de vue le système prognostique qui a présidé a la rédaction de cette espèce de compendium de la médecine et de la chirurgie des Asclépiades. D'ailleurs ces tentatives ne me paraissent pas s'appuyer sur un principe solide. En effet, quel but peut-on se proposer avec ces éditions prétendues méthodiques? Je ne suppose pas que l'on veuille, de nos jours surtout, faire, avec les *Aphorismes* classés d'après les règles de la nosologie actuelle, un livre pratique devant servir à former les étudiants et à guider les praticiens, en leur fournissant des notions précises sur tel ou tel point d'étiologie, de diététique ou de pathologie médico-chirurgicale. D'ailleurs, que de lacunes dans ce prétendu Vade-mecum! combien de nos divisions modernes auxquelles rien ne répond dans les *Aphorismes*! et dés lors quel mauvais service rendre à Hippocrate que de le montrer si incomplet! Assurément il vaut beaucoup mieux, dans son intérêt, laisser à l'ouvrage qui passe pour son chef-d'œuvre cet ensemble imposant qui captive l'esprit et qui donne une grande idée de l'auteur. On pourra peut-être trouver quelques motifs spécieux dans le désir de présenter la somme des connaissances d'Hippocrate sur un point donné, et de faciliter ainsi les recherches faites dans cette direction; mais il me semble qu'on pourrait obtenir à moins de frais et avec moins d'inconvénients ce résultat, à l'aide d'une bonne table analytique par ordre de matières; on aurait ainsi l'ouvrage original et une classification plus ou moins en harmonie avec les connaissances de notre époque. Du reste, ces éditons ne dispensent point des éditions vulgaires, car, malgré le soin que les auteurs prennent ordinairement de marquer la section et le rang de l'aphorisme, malgré les tables de concordance que quelques-uns ont placées à la fin de leur volume, il est très difficile et très long d'y retrouver une citation faite d'après les éditions ordinaires. - Il est encore une considération qui fortifie mon opinion sur les éditions systématiques, c'est que, dans le livre des *Aphorismes*, beaucoup de sentences se tiennent, se prêtent un mutuel appui, s'expliquent l'une par l'autre, sentences que l'on est souvent obligé de séparer pour les faire rentrer dans les divisions qu'on a tracées d'avance, et qui, ainsi isolées, se comprennent à peine, ou perdent toute la valeur et l'importance qu'elles ont dans leur ordre primitif. Ceci est surtout très évident si, dans ces classements, on essaye de substituer le texte grec aux traductions. Galien et les autres commentateurs anciens ont, du reste, très bien compris la relation qui existe entre un grand nombre de sentences, et ils n'ont pas manqué de s'en servir pour leur interprétation.

Après avoir apprécié en elle-même l'idée d'un classement des Aphorismes, j'ai voulu juger par les tentatives déjà faites et par ma propre expérience les résultats auxquels on pouvait arriver à l'aide de ce classement; j'ai donc étudié avec un soin particulier quelques-unes de ces éditions systématiques, mais surtout les deux dernières, Celles de MM. Dezeimeris, Quénot et Wabu, comme représentant le mieux notre nosologie actuelle; frappé bientôt des nombreuses irrégularités qu'elles présentent, du vague des divisions qui y sont admises, je me suis moi-même mis à l'œuvre, et après de nombreux essais, après avoir exploré les *Aphorismes* dans tous les sens , après avoir tenté vingt classifications, je me suis convaincu, ce dont j'étais à peu près persuadé d'avance, que la faute n'était pas du côté des éditeurs, mais tenait à la nature même du livre. En effet, dans les *Aphorismes*, véritable résumé de la médecine prognostique de l'école de Cos, la pathologie y est envisagée d'une manière toute synthétique, qui diffère absolument de notre méthode descriptive, née de la prépondérance que le diagnostic local a pris de nos jours, et qui consiste, d'une part, à isoler les unités morbides, et de l'autre à étudier pour chacune d'elles les causes, les symptômes, la marche, la terminaison, le diagnostic, les variétés, la thérapeutique, enfin l'anatomie pathologique. Dans les *Aphorismes*, au contraire, on ne rencontre (à part les sentences relatives à la diététique et à la thérapeutique générale), on ne rencontre, dis-je, que des propositions prognostiques. Dans les unes on trouve l'interprétation des signes qui se montrent dans un état pathologique déterminé; dans les autres les signes sont étudiés en eux-mêmes, et indépendamment des maladies. Souvent aussi dans un même aphorisme sont réunies plusieurs maladies et plusieurs signes, en sorte qu'il faut séparer ce qui est uni, comme il faut souvent aussi réunir ce qui est séparé. Je remarque encore qu'un certain nombre d'aphorismes ne trouvent point de place régulière dans aucune des divisions que l'on peut admettre et que d'autres doivent être à la fois classés dans plusieurs catégories. Enfin, et c'est à mon avis la plus grande preuve de l'inutilité de ces classements, on ne peut raisonnablement admettre que des divisions très vagues, dans lesquelles on fait figurer une foule de sentences disparates, et dont quelques-unes rentrent à peine sous le litre auquel on les rapporte; en sorte qu'on n'apprend véritablement rien de plus au lecteur que ce qu'il peut apprendre lui-même en parcourant les sentences, telles qu'il les trouve dans leur ordre primitif. Il y a plus, c'est qu'on ne peut même pas, dans ce cas, se passer d'une table analytique, comme l'a bien senti M. Dezeimeris lui-même. Si l'on voulait éviter cette banalité des divisions, on tomberait infailliblement dans l'excès opposé, et il faudrait admettre presque autant de cases qu'il y a d'aphorismes. Je n'ai pas besoin de rapporter ici des exemples particuliers de tous ces inconvénients, que je signale d'une manière générale; j'en pourrais fournir un grand nombre, car j'ai assez appris par moi-même à les connaître (03).

En résumé, la tentative d'une édition systématique des *Aphorismes* me paraît une idée malheureuse, et son exécution me semble très difficile, pour ne pas dire impossible; toutefois, la donnée étant admise et appliquée, s'il fallait me prononcer sur le mérite relatif de l'une ou de l'autre de ces nombreuses éditions (04), je n'hésiterais pas à me décider en faveur de celle que M. Dezeimeris a publiée en 1841. L'auteur a su échapper, autant qu'il était en son pouvoir et dans la nature de son sujet, aux difficultés que je signalais tout à l'heure.

Ire Section. Je me suis longuement arrêté, dans la première note, sur le premier aphorisme, qui est dans toutes les mémoires et sur toutes les lèvres, qui devrait être gravé en lettres d'or sur le fronton des écoles, et mis en tête de tous les traités de médecine. - Dans le deuxième, Hippocrate établit que les évacuations artificielles doivent être réglées sur les évacuations naturelles; il revient sur la même idée dans l'aphorisme vingt et unième, et aussi dans l'aphorisme deuxième, sect. IV. Les médecins anciens perdent rarement de vue cette considération, que les œuvres de la médecine doivent se régler sur lés opérations de la nature, et que les procédés curatifs de la première doivent être souvent une imitation des procédés curatifs de la seconde. Cette considération est féconde en applications pratiques, et elle est malheureusement trop négligée de nos jours. - Le troisième aphorisme est en quelque sorte le point de départ, le principe de tous ceux qui suivent sur le régime des malades. - L'aphorisme douzième est remarquable: il résume les indications générales qui doivent servir à régler le régime; il se lie intimement à ceux qui le précèdent, et l'en séparer comme on le fait dans les éditions systématiques, c'est assurément lui faire perdre toute sa valeur et laisser les autres propositions incomplètes. - Cette première section se termine par quelques propositions sur la thérapeutique. On devra la lire parallèlement au *Traité du Régine*, dont elle semble un résumé ; elle se distingue des autres par l'enchaînement rigoureux qu'un certain nombre de propositions ont entre elles, et par la clarté, la précision et la beauté du style. On peut la regarder comme un travail achevé.

La IIe section est surtout consacrée au prognostic; toutes les propositions y ont une grande généralité, et sont pour la plupart indépendantes les unes des autres. On y remarque aussi un certain nombre de sentences sur la thérapeutique générale et spéciale, sur la diététique, sur les crises; enfin, dans le trente-huitième aphorisme on retrouve cette grande loi de l'habitude, si fortement établie dans le traité du Régime.

La IIe section est tout entière consacrée à l'appréciation des saisons et des différents âges, considérés comme causes déterminantes ou modificatrices des maladies. Une grande partie de cette section doit, pour être bien comprise, être lue comparativement avec le traité *des Airs, des Eaux et des Lieux,* dont elle paraît extraite en grande partie.

On peut diviser la IVe section en deux séries bien distinctes : la première, qui s'étend jusqu'à la vingtième sentence inclusivement, comprend une suite de propositions sur l'emploi des purgatifs. J'ai retrouvé en substance la plupart de ces propositions dans le traité des *Purgatifs* de Rufus. (Ed. de De Matthaei, p. 3 et suiv.) (05). - La seconde partie est consacrée à l'exposition et à l'interprétation des signes dans un certain nombre de maladies déterminées et notamment dans les fièvres. Comme il est rare de trouver des traces de diagnostic dans les écrits .hippocratiques, on remarquera les sentences trente-huitième et trente-neuvième toutes vagues qu'elles sont. Les derniers aphorismes de cette section traitent de la valeur prognostique des urines en général, et en particulier dans leurs rapports avec les maladies des voies urinaires.

Ve Sect. Elle peut être divisée en trois séries. La première doit être regardée comme la continuation de la seconde partie de la IVe section ; ainsi que cette dernière, elle roule sur les signes prognostiques propres à chaque maladie en particulier. - Dans la seconde série, l'auteur étudie les effets du froid et du chaud sur l'organisme en général, et comme moyen thérapeutique dans diverses maladies, notamment dans les affections chirurgicales, et plus particulièrement dans les plaies. M. Magendie, dans de savantes leçons au collège de France, a entrepris une suite de très curieuses expériences sur les effets physiologiques de la chaleur et du froid, effets jusqu'alors peu connus ou mal étudiés. Malheureusement ces expériences, qui ont conduit à des résultats tout à fait inattendus et en désaccord avec certaines lois physiologiques admises généralement, mais a priori, n'ont pas été poussées jusqu'au bout, et les premières n'ont pas été publiées. Les effets thérapeutiques du froid ont été étudiés avec soin par M. La Corbière (06). Il serait très curieux de comparer ici les données de la science moderne avec celles de la science d'Hippocrate; mais ni le cadre que je me suis tracé, ni les limites qui me sont imposées, ne me permettent d'entrer dans ces détails. - La troisième partie est, à quelques aphorismes prés, consacrée tout entière à la gynécologie, ou élude des maladies propres aux femmes à l'état de vacuité ou de gestation.

Pour peu qu'on ait fait attention aux divisions que j'ai signalées, et aux divers ensembles que présente chaque section, on demeurera convaincu qu'un plan a été primitivement suivi pour la coordination des *Aphorismes*, plan assurément très imparfait et qui n'a aucune analogie avec celui que nous nous tracerions aujourd'hui, mais qui représente fidèlement un antique système médical et qui , par conséquent, doit être respecté. VIe Section. Les sentences renfermées dans cette section sont très variées : elles ont toutes rapport à l'interprétation des signes particuliers dans un très grand nombre de maladies. La chirurgie y domine plus que dans les autres sections.

Le début de la VIIe section est tout à fait remarquable. Les vingt-quatre premières sentences contiennent l'exposition et l'appréciation des épiphénomènes, des complications dans les maladies et de la succession des maladies elles-mêmes les unes aux autres. Il en est de même des dernières sentences. Les aphorismes intermédiaires sont encore consacrés au prognostic. Cette section présente un très grand nombre de répétitions des autres sections, surtout de la IVe et de la VIe. - Dans son commentaire sur la quatre-vingt-unième (vulg. 83e) sentence, Galien dit :

« Cet aphorisme est le dernier, dans la plupart des exemplaires; dans certains, il s'en trouve encore quelques-uns. Parmi ces aphorismes , les uns sont la reproduction d'aphorismes légitimes, les autres sont plus courts, les autres un peu plus développés, d'où j'ai conclu qu'il n'était pas nécessaire de les admettre. »

Ce sont précisément ces aphorismes, au nombre de six, qui forment le commencement de notre VIIIe section, que beaucoup d'éditeurs ont omise en totalité ou en partie comme fausse et tout à fait apocryphe. Mais aucun avant M. Littré n'a eu des données certaines sur cette VIIIe section. Ce critique a établi d'une manière positive qu'elle est composée de deux parties : l'une contenant les aphorismes que Galien signale, mais qu'il n'a pas voulu commenter, et qui sont, comme je l'ai dit, les six premiers (07) ; l'autre est constituée par un long morceau emprunté au traité des Semaines, traité sur lequel il y a plusieurs témoignages anciens, mais dont on ne connaissait que le nom avant que M. Littré l'ait exhumé d'une vieille traduction latine où il était enfoui. Cette précieuse découverte a jeté un jour tout nouveau sur la VIIIe section des *Aphorismes* et sur l'opuscule des *Jours critiques*, qui est aussi tout entier formé aux dépens du traité des *Semaines*. D'un autre côté, c'est grâce à l'existence de ces deux morceaux qu'on doit de posséder un spécimen du texte grec original de ce traité des *Semaines*, dont il ne reste plus qu'une traduction latine très barbare, ainsi qu'on le voit par les fragments que M. Littré en a donnés dans son *Introduction générale* (p. 384 et suiv.), d'où j'ai extrait ces divers renseignements. Suivant M. Littré

« le livre des *Semaines* est un traité des fièvres fondé sur deux opinions qui ont la prétention de tout expliquer, à savoir que les choses naturelles sont réglées par le nombre sept, et que le principe vital est composé du chaud et du froid élémentaires, dont les variations constituent les affections fébriles. Ce traité est du même auteur que le livre des *Chairs*, et probablement aussi que le livre du *Cœur*.» (Introd. p. 409.)

Nous apprenons par Galien (voir plus loin p. 337, l. 8), et par le huitième aphorisme de la VIIIe section (reproduit eu partie dans l'opuscule des *Jours critiques*), que l'auteur professait sur la conformité des maladies avec les saisons une doctrine contraire à celle d'Hippocrate.

Les témoignages anciens sur les *Aphorismes* sont nombreux, et remontent à une époque très reculée, jusqu'à Dioclès de Caryste, médecin fameux, que l'on a appelé le second Hippocrate, et qui paraît avoir vécu peu de temps après le chef de l'école de Cos. Voici ce que dit M. Littré sur le témoignage de Dioclès au sujet des Aphorismes :

« Par sa date et par ses connaissances spéciales, Dioclès est un des témoins les plus essentiels pour l'histoire des livres hippocratiques; il a vécu à une époque où il a pu connaître s parfaitement les hommes et les choses. Or, Dioclès combattant un aphorisme [Il, 34], dans lequel Hippocrate dit qu'une maladie est d'autant moins grave que la saison y est plus conforme, nomme le médecin de Cos par son nom. »

Ce passage nous a été conservé par Étienne (éd. de Dietz, p. 326), et la citation de ce commentateur est confirmée par une autre de Galien, qui, dans son commentaire sur le même aphorisme, dit:

« la doctrine contraire est soutenue par Dioclès et par l'auteur du traité des *Semaines*. »

Nous sommes donc assurés, par un témoin presque contemporain, que les *Aphorismes* sont bien d'Hippocrate, ou du moins qu'ils lui ont été attribués dès la plus haute antiquité. D'autres témoins, dont l'autorité n'est guère moins imposante, puisqu'ils vivaient près de trois cents ans avant Jésus-Christ, et qu'ils avaient puisé à des sources plus pures, plus directes et plus rapprochées de l'époque d'Hippocrate que celles qui sont arrivées jusqu'à nous, déposent en faveur de l'authenticité des Aphorismes.

Bacchius, contemporain de Philinus qui avait été auditeur d'Hérophile, Héraclide de Tarente et Zeuxis, tous deux empiriques, furent, au dire de Galien (08), les premiers qui commentèrent les *Aphorismes*. Le même critique nous apprend aussi (09) que Glaucias regardait le traité des *Humeurs* comme appartenant à un Hippocrate autre que le grand Hippocrate auteur des Aphorismes. Après les critiques de l'école d'Alexandrie, nous trouvons Asclépiade qui vivait à Rome vers l'an 60 av. J. C., sous Crassus et Pompée, et qui avait composé sur les *Aphorismes* un commentaire, dont Érotien (Gloss., p. 300) et Coelius Aurélianus (*de Morb. acut,* III, 2), citent le second livre. Thessalus de Tralles fournit un témoignage d'un autre genre; il avait composé un ouvrage pour réfuter les *Aphorismes*. Galien traite fort mal Thessalus, et il prétend qu'il aurait dû apprendre avant de critiquer (10).

Érotien, que l'on peut en quelque sorte regarder comme l'anneau qui attache la chaîne des témoignages anciens à celle des témoignages comparativement plus modernes, place les *Aphorismes* à côté des Épidémies dans les *Mélanges* (Gloss., p. 22). Après Érotien vient Sabinus qui avait commenté les *Aphorismes*, ainsi que cela ressort indirectement d'un passage où Galien dit (11) que Julien, au commencement de son commentaire, s'était beaucoup plus occupé des explications de Sabinus que du texte de son auteur.

D'ailleurs, Étienne, p. 239, dit que Sabinus reconnaissait les *Aphorismes* comme légitimes. Si Soranus (d'Éphèse?) et Rufus n'ont pas commenté cet ouvrage, ils s'en sont du moins occupés, car on a vu plus haut qu'ils l'avaient divisé d'une manière particulière. Il est également vraisemblable, d'après deux passages de Galien (12), que Marinus avait travaillé sur les *Aphorismes*. Quintus avait aussi fait un commentaire qui a été rédigé par son disciple Lycus de Macédoine (13). Ce Lycus avait également composé pour son propre compte un commentaire contre les *Aphorismes*. Galien, comme on doit bien le penser, juge Lycus très défavorablement. Dans son premier commentaire sur le traité des *Humeurs* (texte 24, p. 198, t. XVI), il dit :

« Qui pourrait supporter l'impudence de Lycus, l'ignorance d'Artemidore, le bavardage et les discours insensés de beaucoup d'autres! »

Galien cite encore Numésianus et Dionysius comme ayant commenté les *Aphorismes*; il estime particulièrement Numésianus (14).

Le Pseudo-Oribaze (p. 8 , éd. de 1535) nous apprend aussi que Pélops, disciple de Numésianus, et maître de Galien, avait donné une traduction très littérale des *Aphorismes*. Enfin, le dernier commentateur qui soit connu avant Galien, c'est Julien qui avait écrit un ouvrage en quarante-huit livres contre les *Aphorismes*. Le médecin de Pergame a écrit une réfutation du deuxième livre.

Paul Manuel, en tête de son édition grecque des *Aphorismes* (Venise, 1542), Ackermann (*Lib. cit.,* p. LX et suiv.), et Gruner (*Cens.,* p. 44 et suiv.), ont recueilli avec soin les divers textes où Galien exprime son sentiment sur les *Aphorismes*; il me suffira d'en rapporter quelques-uns

Dans son traité de la *Dyspnée* (III, 1,) Galien dit que les *Aphorismes* sont accordés avec raison à Hippocrale. Dans son traité des *Crises*, il regarde les *Aphorismes* comme un véritable compendium, ou abrégé des matières traitées plus au long dans les autres traités du médecin de Cos (15) ; il pense qu'ils ont été rédigés après les Epidémies; il les regarde comme l'œuvre de la vieillesse d'Hippocrate, comme le dernier legs d'une expérience consommée. Ce livre contient, en effet, sur la nature, les signes, l'issue et les causes des maladies, sur le régime et sur la thérapeutique des propositions qui sont évidemment dictées par un grand praticien ; on y retrouve de nombreux passages qui sont évidemment l'abrégé d'autres passages des traités du *Pronostic*, du *Régime*, *des Airs, des Eaux et des Lieux*, et des livres chirurgicaux.

Galien reproduit souvent cette idée que les *Aphorismes* sont un compendium de la médecine d'Hippocrate. Ainsi, il dit (Com. I, *in Progn.*, t. 4), qu'ils contiennent en abrégé les signes prognostiques de ce qui arrive en nous par suite de l'influence de l'air, qu'ils présentent les notions principales sur les maladies épidémiques (Com. III, *in Progn.*); qu'Hippocrate y donne un épitomé des âges, des saisons dans leurs rapports avec les maladies; des constitutions épidémiques, des signes à tirer des urines et des prognostics à porter dans les maladies des femmes (*de Dyspn.*)

Toutefois, Galien avait bien reconnu que plusieurs sentences avaient été interpolées, que ce traité avait beaucoup souffert surtout vers la fin ; il le dit positivement dans la préface de son commentaire sur l'appendice du traité du *Régime*. (Voir mon *Introduction* à ce traité, page 300). Ailleurs (Com.*in Aph.* VI, 24), il déclare qu'il aurait mieux valu effacer les aphorismes apocryphes que de les laisser subsister. J'ai, du reste, eu soin dans mes notes de signaler tous les aphorismes qu'il regarde comme suspects, déplacés ou inutilement répétés, surtout pour la VIIe section; j'ai parlé plus haut de l'origine de la VIIIe.

Je ne m'arrêterai pas longtemps maintenant sur les critiques qui sont venus après Galien. Domnus et Attalion, personnages tout à fait inconnus, sont mentionnés comme commentateurs des *Aphorismes* par le Pseudo-Oribaze (p. 8); Théophile (p. 457 et 501), rapporte deux passages sur les *Aphorismes*, de Philagrius, qu'il appelle médecin *periodente* (voir note 5 de la *Loi.*). Après Philagrius vient Gésius (Schol. in *Hipp.*, p. 343); après Gésius, Asclépius (p. 458), qui s'était imposé la tâche d'expliquer Hippocrate par lui-même, et qui est sans doute le même personnage qu'Étienne appelle *le nouveau commentateur*. Enfin, Damascius, Théophile et Étienne eux-mêmes ont fait des commentaires, dont le texte grec a été publié pour la première fois par Dietz. Ces commentaires ne sont eu général qu'un abrégé clair et précis de ceux de Galien. Celui d'Étienne est plus original, il contient des explications utiles et des renseignements précieux. Je termine cette introduction en traduisant un passage de sa préface :

« Rufus, Sabinus, Soranus, Pélops et Galien, témoignent de l'authenticité des *Aphorismes*; et cet écrit est regardé comme si légitime, que les commentateurs s'en servent comme d'une règle pour déterminer si les autres livres sont authentiques ou apocryphes. Du reste, la forme de l'exposition, la profondeur des choses qui y sont contenues, l'élégance de la phrase, prouvent assez que cet ouvrage est digne du grand génie d'Hippocrate. »

NOTES

(01) On peut voir dans Ackermann, dans Pierer et dans Haller (Hist. lit., p. LXIV à XCLV; - *De scriptis Hipp.*, p. CLIII à CLXXVI; - *Bibl. med.*, t. 1, p. 40 à 59 la liste effrayante des manuscrits, éditions, traductions anciennes et modernes en toutes langues, en prose et en vers; des commentaires généraux ou partiels; enfin des dissertations de toute nature.

(02) Je remarque aussi que dans son ouvrage de *Libris propriis* (cap. 6, p. 35, t. XIX), il se contente de dire qu'il a encore fait sept commentaires sur les *Aphorismes* ; il est également évident, d'après les commentaires de Galien, que la distinction de chaque aphorisme est fort ancienne.

(03) Voici du reste le sentiment de M. Lallemand sur ce point: « Il y aurait un avantage incontestable à grouper les aphorismes par ordre de matière, mais on peut obtenir les mêmes résultats à l'aide d'une table alphabétique ; et le plus important est d'être sûr de s'entendre, de pouvoir trouver promptement le texte indiqué dans une citation. Or, cela serait impossible aujourd'hui, si chaque traducteur ou commentateur avait adopté une classification particulière. » (Trad. des *Aph.*, p. VII.)

(04) J'en compte plus de trente dans Ackermann; j'ajoute : Dezeimeris, *Résumé de la médecine hippocratique, ou Aphorismes d'Hippocrate*, classés dans un ordre systématique, Paris, 1841, in-32; Quénot et Wahu, avec ce titre singulier et inexact *Aphorismes d'Hippocrate*, comprenant le *Serment*, les *Maximes d'hygiène et de pathologie*, les *Pronostics*, la *Diététique*, la *Thérapeutique et la Gynécologie*; tirés des documents de la Bibliothèque du Roi; in-18.

Paris, 1843.

(05) On consultera avec fruit sur la médecine purgative et sur les médicaments purgatifs dans la collection hippocratique, la dissertation suivante: *de Hippocratis methodo alvum purgandi* ; par C. O. Seidensebnur Lipsiae, 1843, in-4°, 58 pp.

(06) *Traité du froid; de son action et de son emploi*, intus et extra, *en hygiène, en médecine et en chirurgie.* (Paris, 1839, 1 vol. in-8° en 4 part.) Les hydropathes, au milieu de leurs rêveries, ont aussi présenté sur ce point quelques considérations utiles,

(07) Bosquillon, dans son édition grecque-latine de 1784, t. II, p. 131, et dans la traduction française, p. 201, remarque que la Vllle section manque dans les manuscrits les plus anciens, et qu'il ne l'a retrouvée que dans ceux du XVe siècle ; en second lieu, qu'à partir du n° 7, les derniers aphorismes de cette section ne sont donnés que dans un manuscrit (le ms. 2146 du XVIe siècle). Aussi M. Littré pense avec raison que les aphorismes tirés du traité des *Semaines*, ont été ajoutés à une époque très récente. - Foës dit également dans ses notes que les derniers aphorismes ne se trouvaient pas dans les bons manuscrits.

(08) Com. in *Aph.* VII, texte 70, p. 186, t. XVIII.

(09) Com. I , in lib. de *Hum. in proem.*, p. 1, t. XVI. Cf. aussi Littré, t. 1, p. 89.

(10) Gal. adv. *Julianum* , §. 1, p. 247 et suiv., t. XVIII.

(11) *Adv. Julianarn*, §. III , p. 255, t XVIII. Cf. aussi Littré, t. I, p. 103.

(12) Com. in *Aph.* VI, texte 13 et 54, p. 113 et 163.

(13) Com. in *Aph.* III, in *proem.*, t. XVII, p. 562. Cf. aussi Littré, t. I, p. 105 et 106.

(14) Com. in *Aph.* IV. texte 69, p. 751 et V, 44, p. 837, t. XVII; Com. I *in lib. de Hum.*, t. 24, p. 197, t. XVI.

(15) C'était aussi le sentiment d'Étienne (p.239) qui compare les *Aphorismes* au traité de Galien, intitulé l'Art médicinal ('H τέχνη [ἰατρική]), ouvrage qui a joui dans le moyen âge d'une immense réputation.

PREMIÈRE SECTION.

1. La vie est courte, l'art est long, l'occasion est prompte [à s'échapper], l'empirisme est dangereux, le raisonnement est difficile. Il faut non seulement faire soi-même ce qui convient; mais encore [être secondé par] le malade, par ceux qui l'assistent et par les choses extérieures (01).

2. Dans les perturbations du ventre et dans les vomissements qui arrivent spontanément, si les matières qui doivent être purgées sont purgées, c'est avantageux et les malades le supportent facilement; sinon, c'est le contraire. De même pour une déplétion vasculaire [artificielle], si elle est telle qu'elle doit être, elle est avantageuse et les malades la supportent facilement; sinon; c'est le contraire. Il faut donc considérer le pays, la saison, l'âge et les maladies dans lesquelles il faut ou non [recourir] à une déplétion (02).

3. Chez les athlètes, un état de santé porté à l'extrême est dangereux (03) ; car il ne peut demeurer à ce point, et, puisqu'il ne peut ni demeurer stationnaire, ni arriver à une amélioration, il ne lui reste plus qu'à se détériorer. C'est pourquoi il faut se hâter de faire tomber cette exubérance de santé, afin que le corps puisse recommencer à se nourrir ; il ne faut cependant pas pousser l'affaissement à l'extrême, car ce serait dangereux; mais le porter à un degré tel que la nature de l'individu puisse y résister. De même les déplétions poussées à l'excès sont dangereuses, et à leur tour les réplétions poussées à l'extrême sont dangereuses (04).

4. Le régime exigu et rigoureusement observé, est toujours dangereux dans les maladies de long cours, et dans les maladies aiguës où il ne convient pas ; en effet, le régime poussé à la dernière exiguïté est fâcheux; et à son tour la réplétion poussée à l'extrême, est fâcheuse (05).

5. Les malades soumis à un régime exigu, y font [nécessairement] des infractions ; par conséquent, ils en éprouvent plus de dommage ; car toute infraction est alors plus grave que si elle était commise dans un régime un peu plus substantiel. Par la même raison, un régime très exigu, parfaitement réglé et rigoureusement observé, est dangereux pour les personnes en santé, parce qu'elles supportent les écarts plus difficilement [que d'autres]. Ainsi donc, un régime

exigu et sévère est en général plus dangereux qu'un régime un peu plus abondant (06).

6. Mais dans les maladies extrêmes, les moyens thérapeutiques extrêmes employés avec une sévère exactitude, sont très puissants (07).

7. Ainsi donc, quand la maladie est très aiguë, et que les phénomènes morbides (08) arrivent immédiatement à un point extrême, il est nécessaire de prescrire [dès le début] un régime extrêmement exigu ; mais quand il n'en est pas ainsi, et qu'il est permis de donner des aliments plus abondants, on s'écartera d'autant plus [de la sévérité du régime] que la maladie sera plus éloignée, par la modération de ses symptômes, de l'extrême acuité.

8. Quand la maladie est à sa période d'état, il est nécessaire de prescrire un régime très sévère.

9. Mais il faut savoir calculer si [les forces] du malade suffiront avec ce régime pour [passer] la période d'état de la maladie, et prévoir si le malade cédera le premier ne pouvant suffire avec ce régime, ou si la maladie cédera la première et s'affaiblira.

10. Dans les maladies qui arrivent promptement à leur période d'état, il faut, dès le début, prescrire un régime exigu; dans celles qui y arrivent plus tard, il faut, à cette époque et un peu auparavant, diminuer le régime; mais antérieurement, il faut nourrir plus abondamment, afin que les forces du malade puissent suffire.

11. Mais dans les paroxysmes il faut supprimer les aliments, car en donner alors serait nuisible. Dans toutes les maladies où les paroxysmes reviennent au milieu d'une période, il faut les supprimer pendant les paroxysmes.

12. Les maladies elles-mêmes, les saisons de l'année, la comparaison réciproque de leurs périodes, soit qu'elles arrivent tous les jours, tous les deux jours, ou à de plus longs intervalles, font connaître la marche des paroxysmes et la constitution [de la maladie]. Il faut encore avoir égard à ce qui apparaît [dans les maladies] (09). Par exemple, chez les pleurétiques, si les crachats arrivent dès le début, ils abrègent le cours de la maladie; mais s'ils se font longtemps attendre, ils la prolongent. Les urines, les selles et les sueurs indiquent aussi si les maladies se jugeront facilement ou difficilement; si elles seront longues ou de courte durée.

13. Les vieillards supportent très bien l'abstinence ; les personnes dans l'âge mûr, moins bien ; les jeunes gens très mal; les enfants moins que tous les autres, surtout ceux d'entre eux qui sont très vifs (10).

14. Dans l'âge de croissance, on a beaucoup de chaleur innée; il faut donc une nourriture abondante; autrement le corps se consume; chez les vieillards, au contraire, il y a peu de chaleur innée, voilà pourquoi ils n'ont besoin que de peu de combustible (d'aliments) (11), car une trop grande quantité l'éteindrait; c'est aussi pour cela que les fièvres ne sont pas aussi aiguës chez les vieillards [que chez les jeunes gens], car leur corps est froid.

15. En hiver et au printemps les cavités sont naturellement chaudes, et le sommeil est prolongé; il faut donc pendant ces deux saisons, donner une nourriture plus abondante ; les enfants et les athlètes en sont la preuve (12).

16. Le régime humide convient à tous les fébricitants, mais surtout aux enfants et à ceux qui sont habitués à user d'un semblable régime.

17. [Il faut savoir quels sont ceux] à qui [il convient] de donner des aliments en une seule ou en deux fois, en plus ou moins grande quantité et par fractions. On doit avoir quelque égard pour les habitudes, la saison, le pays et l'âge.

18. En été et en automne, les aliments sont très difficilement supportés, en hiver très facilement; vient ensuite l'été (13).

19. Ceux dont les paroxysmes arrivent au milieu de périodes, il ne faut point leur donner d'aliments, ni les forcer à en prendre [au moment du paroxysme], mais leur retirer ceux qu'on leur a permis en attendant la crise (le paroxysme).

20. Quand les maladies se jugent, ou qu'elles sont complètement jugées, ne mettez rien en mouvement, ne sollicitez rien de nouveau à l'aide de purgatifs ou d'autres irritants, mais laissez en repos.

21. Les matières qui doivent être évacuées, poussez-les là où elles se portent le plus, [si toutefois] elles suivent une voie convenable.

22. Purgez, mettez en mouvement les matières cuites, mais non celles qui sont crues ; [ne purgez pas] non plus au début des maladies, à moins qu'il n'y ait orgasme (14) ; mais le plus souvent il n'y

a pas orgasme.

23. N'appréciez pas les matières évacuées sur leur quantité ; mais considérez si celles qui doivent être évacuées [l'ont été] et si le malade supporte facilement [ces évacuations]. Lorsqu'il faut les pousser jusqu'à lipothymie, faites-le, si les forces du malade y suffisent.

24. Dans les maladies aiguës, il faut rarement purger au début, et ne le faire [si cela est nécessaire] qu'après avoir bien jugé de toutes les circonstances.

25. Si les matières qui doivent être purgées sont purgées, c'est avantageux, et les malades le supportent bien, sinon c'est le contraire (15).

NOTES

(01) Aph. 1. - 1. L'empirisme est dangereux, etc. En adoptant cette interprétation, j'ai suivi les commentateurs anciens: Galien (Com. *in Aph.*, t. XVII, p. 347 ; Com. I in lib. de Hum., t. 6 et 7, p. 79 et 80, t. XVI), Théophile (éd. de Dietz, t. II, p. 247), et Étienne (p. 249). Il me semble, du reste, que, dans la collection. πεῖρα et ses dérivés sont toujours pris dans le sens d'essai, d'expérimentation, et ne rappellent pas l'idée toute métaphysique que nous rattachons au mot expérience (cf. *de Humoribus, initio*, et Foës au mot πειρᾶσθαι dans son Économ.) Πεῖρα signifie donc expérimentation ou plutôt empirisme, expression plus générale et qui correspond mieux au mot raisonnement, par lequel Galien interprète κρίσις. D'ailleurs cette appréciation laconique des deux grands systèmes qui partagent la médecine, ou plutôt des deux voies qui conduisent à cette science, me semble très en rapport avec les idées d'Hippocrate, et très satisfaisante pour l'esprit. Si on adopte le mot expérience, il faut conserver à σφαλερή le sens de *dangereux* qu'il a toujours dans la collection hippocratique, donner à κρίσις sa signification propre, qui est *discernement*, et comprendre que l'expérience est dangereuse si l'on ne sait pas s'en servir, et que le κρίσις, qui sert précisément à discerner les cas et à permettre l'application de l'expérience, est difficile. - « Presque tous les commentateurs s'accordent à penser que ce discours, qu'il constitue ou non deux aphorismes, est le commencement de tout le livre. Il s'agit de sa-

PREMIÈRE SECTION.

voir maintenant ce qu'Hippocrate a prétendu en entrant ainsi en matière: *La vie est courte*, non pas absolument parlant, mais par rapport à l'étendue de l'art, qui tient à la rapidité du moment opportun, aux dangers de l'empirisme et aux difficultés du dogmatisme. - L'art, qui consiste à formuler en principes généraux les faits particuliers, ne peut aisément parvenir à ce résultat à cause de la mobilité de la matière sur laquelle il s'exerce. Il y a deux manières de parvenir à la connaissance : l'empirisme, dangereux à cause de la dignité de l'homme, sur lequel il n'est pas permis de faire des essais comme sur les corps inanimés; le κρίσις difficile, soit que ce mot signifie, comme je le pense, le *raisonnement*, soit, comme le veulent à tort les empiriques, qu'il veuille dire le *discernement*, lequel juge de la valeur des nombreux moyens employés empiriquement. En effet, dans le premier cas, ce qu'Hippocrate soutient n'est-il pas prouvé jusqu'à l'évidence par les éternelles disputes des médecins, par les mille systèmes qui prennent naissance tous les jours: dans le second, n'est-il pas impossible de déterminer au juste quel remède a été bon ou nuisible, quand on en a employé un grand nombre à la fois? L'art est donc immense si on le mesure sur la vie d'un homme; et rien n'est plus précieux pour la postérité que de rédiger la science médicale sous la forme aphoristique, également utile à ceux qui commencent à l'apprendre et à ceux qui veulent se la rappeler quand ils l'ont oubliée. - Mais enfin que veut dire Hippocrate en commençant ainsi : *La vie est courte si on la compare à l'étendue de l'art?* Les uns pensent que c'est pour encourager ceux qui étudient dignement la médecine, les autres pour les détourner de cette étude; ceux-ci veulent que ce soit une sorte d'épreuve pour discerner ceux qui étudient avec ardeur de ceux qui apprennent nonchalamment la science. Ceux-là soutiennent que c'est pour inviter à faire des commentaires aphoristiques; d'autres croient qu'Hippocrate a voulu montrer que la médecine est toute conjecturale; enfin, les derniers assurent que c'est pour apprendre aux médecins par combien de causes ils sont trompés dans leurs prévisions. - Tous ces commentateurs ne me semblent avoir rien dit de raisonnable pour l'interprétation de cette sentence. Serait-il sage et digne de la doctrine [pronostique] d'Hippocrate de dire en commençant que l'art est conjectural et que nous sommes perpétuellement trompés ? Aurait-il ajouté ces paroles : « Il faut que non seulement le médecin, etc. ? » Elles sont d'un homme qui croit parler au nom de la vérité et non discourir sur des illusions. Aux seconds, je demanderai s'il ne serait pas de la dernière absurdité de présenter des préceptes comme devant être utiles à la postérité, et de détourner de les apprendre ? Ceux qui prétendent qu'Hippocrate veut engager à étudier avec persévérance, se rapprochent du vrai ; mais leur explication n'est pas entièrement digne de ce grand homme, ni complètement en rapport avec le reste du livre. J'en dirai de même de ceux qui pensent que ces paroles sont une sorte d'épreuve. - Il semble plus raisonnable de croire qu'Hippocrate a commencé ainsi son livre pour justifier le genre aphoristique qu'il a choisi, et qui présente la substance des choses dans le moins de mots possible. Cette manière est la seule qui permette d'étudier complètement un art aussi étendu, et d'ajouter peu à peu et méthodiquement les connaissances qui nous sont propres à celles de nos ancêtres ; car il n'est personne qui puisse tout seul inventer en quelque sorte un art et le mener à perfection. » (Galien.)

(02) Aph. 2. - 2. « Hippocrate, dit Galien (p. 357), prouve contre l'opinion de certains interprètes, qu'il entend non la quantité, mais la qualité des matières évacuées, puisqu'il se sert de καθαίρεσθαι (purger), mot consacré qui signifie évacuer les humeurs nuisibles par leurs qualités, et non κενοῦσθαι, qui veut dire simplement évacuer. - Ceux qui pensent qu'Hippocrate entendait par le mot κενεαγγείη, l'*abstinence*, se trompent grossièrement. Il appelle ainsi toute déplétion, de quelque nature qu'elle soit, parce que dans toutes les évacuations les vaisseaux sont désemplis. » J'ai donc traduit κενεαγγείη par *déplétion vasculaire* et non par *déplétion sanguine* comme le fait M. Lallemand. J'ai ajouté [artificielle] pour me conformer à la très juste interprétation de Théophile (p. 254). Galien indique à quels signes on reconnaît la prédominance de telle ou telle humeur. En première ligne il place la couleur de la peau, sorte de reflet extérieur de cette prédominance ; ce caractère ne manque jamais, à moins que l'humeur n'ait reflué vers les parties profondes. Si cet indice fait défaut, il faut considérer la saison, le pays, les maladies ; c'est ainsi que la bile prédomine, ou dans une saison chaude, ou dans un climat élevé, ou dans la vigueur de l'âge, et qu'une maladie à type tierce est entretenue par la bile jaune, à type quarte par la bile noire. Il faudra donc tantôt évacuer la bile,

tantôt la pituite, tantôt le sang ou la sérosité.

(03) Aph. 3. - 3. Le texte vulg. porte αἱ ἐπ' ἄκρον εὐεξίαι σφαλεραί, ἢν ἐν τῖω ἐσχάτῳ ἔωσιν. Il me semble que ἢν κ. τ. λ. est une glose de ἐπ' ἄκρον, et doit être expulsé du texte. Je me crois, du reste, autorisé à cette correction par Théoph. (p. 258), et Damas. (p. 260).

(04) Apte. 3. - 4. Le commentaire de Galien porte sur quatre points : 1°. établir qu'il s'agit ici non plus de la qualité, mais de la quantité des évacuations; 2°. montrer les dangers de l'extrême plénitude, qui sont la rupture des vaisseaux et l'extinction de la chaleur native; 3°. prouver par la coction, la distribution des aliments, par la formation du sang, par la juxtaposition, l'assimilation, la transsubstantiation des éléments, que le corps étant soumis à des changements perpétuels, la parfaite santé ne peut pas toujours rester au même point; 4°. établir le rapport qu'il y a entre les deux parties de cet aphorisme. Galien nous apprend, en effet, que ce qui est dit de l'exubérance de santé des athlètes est un terme de comparaison, un exemple qui sert à établir une doctrine plus générale sur la quantité des déplétions et des réplétions. Le dernier membre de phrase de cet aphorisme présente quelque difficulté. Il y avait dans l'antiquité deux interprétations différentes, l'une qui est celle de Galien, de Théophile, d'Oribase et de Foës, et que j'ai suivie comme la plus logique et la plus rigoureusement conforme au texte ; l'autre, signalée par Galien, adoptée par Damascius, et qui me paraît être à peu près celle de M. Lallemand. Suivant Damascius (p. 261), Hippocrate veut dire que les déplétions sont dangereuses, parce que les aliments que l'on donne ensuite pour reconstituer le corps sont nuisibles, car la nature étant devenue faible, ils ne peuvent plus être digérés.

(05) Aph. 4. - 5. Le texte vulgaire pour cette dernière phrase est irrégulier. Je l'ai restitué en partie sur le texte du manuscrit 1884, en partie sur celui de Dielz (Schol., p. 262).

(06) Aph. 5. - 6. J'ai suivi pour cet aphorisme le Commentaire de Galien (cf. p. 371 et suiv.).

(07) Aph. 6. - 7. Ce texte a divisé les commentateurs. Théophile, Damascius et Étienne (p. 264 et 265), interprètent comme s'il ne s'agissait que du régime et de la diète absolue; mais Galien, et je me conforme à son sentiment, pense qu'il s'agit des moyens thérapeu-

tiques, en général, au nombre desquels il place le régime. C'est du reste l'interprétation qu'il reproduit dans son traité de la *Méthode thérapeutique* (V, 15, t. X, p. 376), quand il accuse Erasistrate d'agir avec lenteur au commencement des maladies très aiguës, et de recourir à un traitement actif quand l'occasion est échappée.

(08) Aph. 7. - 8. « Hippocrate, dit Galien (p. 373), appelle πόνους, soit les paroxysmes, soit, d'une manière générale, toute espèce de symptômes. Par immédiatement (αὐτίκα), il faut entendre les quatre premiers jours, ou même un espace de temps un peu plus long. »

(09) Aph. 12. - 9. « Une triple base sert à régler convenablement le régime : les forces du malade qu'on peut calculer positivement à l'aide du pouls et des autres signes indiqués dans le *Pronostic*, la constitution de la maladie, enfin la marche des paroxysmes qu'on peut déterminer quoique certains médecins prétendent le contraire. On ne peut pas il est vrai toujours y arriver de science certaine, mais on peut en approcher de très près. On sait, par exemple, que la fièvre tierce se juge très promptement, que la quotidienne persiste plus longtemps, et que la quarte se termine encore plus tard. Parmi les fièvres continues, les *causus* se jugent très vite; le *typhus* un peu moins, et les *hémitritées* tiennent le milieu. Quant aux paroxysmes, on sait qu'ils reviennent tous les trois jours dans les fièvres tierces et aussi dans les pleurésies, et tous les jours dans les phtisies. Les maladies elles-mêmes servent donc à faire connaître leur propre marche et la suite de leurs paroxysmes, non seulement quand elles ont déjà duré un certain temps et qu'une période s'est écoulée, mais encore à leur début, car il est souvent permis de reconnaître une maladie dès son début; et, par suite, de prévoir quelle sera sa marche, et de régler en conséquence le régime. Les saisons influent sur la marche des maladies : ainsi, les fièvres quartes estivales durent moins longtemps que les automnales et surtout que les hibernales. Mais le retour des paroxysmes n'est jamais essentiellement modifié par elles. Ce qui est dit des saisons s'applique aussi au tempérament et à l'âge des malades. - Par la comparaison réciproque de leurs périodes, Hippocrate entend la comparaison de la marche des paroxysmes dans les diverses périodes, comparaison à l'aide de laquelle on peut déterminer les limites de la croissance et le point du plus haut degré d'intensité de la maladie. En effet, si le pa-

roxysme qui revenait à des intervalles donnés, devance son heure, augmente de durée et d'intensité, il est clair que la maladie marche vers son point culminant, arrivera bientôt à la crise, et que les paroxysmes se succéderont rapidement »(cf. Galien, p. 381 et suiv.).

(10) Aph.. 13. - 10. Galien (p. 401), et après lui Damascius (p. 277), pensent que cet aphorisme est incomplet. Galien proposerait de lire : « Les vieillards supportent très facilement l'abstinence, excepté ceux qui sont très vieux, » ou bien de changer νηστείην (abstinence) en ὀλιγοσιτίην (petite quantité d'aliments).

(11) Aph. 14. - 11. « Les anciens appelaient ὑπεκκαύματα les branches de bois qui servaient à faire le feu. Hippocrate appelle de ce nom la nourriture, comme étant la matière qui entretient la chaleur innée. » (Étienne, 278.)

(12) Aph. 15. - 12. Suivant Damascius (279), et Galien (p. 417), les enfants sont la preuve que, plus il y a de chaleur, plus il faut de nourriture. Par conséquent, en hiver, où il y a plus de chaleur, il faut plus de nourriture, puisque la chaleur est concentrée à l'intérieur. (Cf. aussi Étienne, p. 279, sur la manière dont il explique que pendant l'hiver la chaleur est concentrée à l'intérieur.)

(13) Aph. 18. - 13. Galien (p. 433) rapporte cet aphorisme aussi bien aux gens en bonne santé qu'aux malades.

(14) Aph. 22. - 14. Ἤν μὴ ὀργᾷ. Ce dernier mot signifie être agité par un désir vénérien, comme il arrive chez les animaux en chaleur; c'est donc par comparaison qu'on l'emploie pour désigner les humeurs en mouvement et qui se portent d'un lieu à un antre, phénomène qui n'arrive pas ordinairement au commencement des maladies (Gal., p. 441).

(15) Aph. 25. - 15. Galien (p. 450), Théophile (293), Damascius (294), et Étienne (293), s'accordent à penser que cet aphorisme se rapporte aux évacuations artificielles, tandis que dans le 2e aphorisme de la même section, qui comprend presque textuellement celui-ci, il est question des évacuations naturelles.

DEUXIÈME SECTION.

1. La maladie dans laquelle le sommeil cause quelque dommage (16) est mortelle; mais si le sommeil procure de l'amélioration, elle n'est pas mortelle.

2. Quand le sommeil apaise le délire, c'est bon (17).

3. Le sommeil et l'insomnie prolongés l'un et l'autre outre mesure, c'est mauvais.

4. Ni la satiété, ni la faim, ni quelque autre chose que ce soit ne sont bonnes, si elles dépassent les limites naturelles.

5. Les lassitudes (18) spontanées présagent les maladies.

6. Chez ceux qui ont quelque partie du corps attaquée d'une maladie douloureuse, et qui le plus habituellement ne ressentent pas leurs douleurs, l'esprit est malade (19).

7. Il faut réparer lentement les corps qui ont mis longtemps à dépérir, et vite ceux qui ont dépéri en peu de temps.

8. Au sortir d'une maladie, avoir de l'appétit et le satisfaire sans prendre de forces, est une preuve qu'on use de trop de nourriture; mais si la même chose arrive quand on mange salis appétit, il faut savoir qu'une évacuation est nécessaire (20).

9. Quand on veut purger les corps, il faut rendre les voies faciles et les humeurs coulantes (21).

10. Plus vous nourrirez un corps rempli d'impuretés, plus vous lui nuirez.

11. Il est plus facile de réparer [les forces] avec des boissons [alimentaires] qu'avec des aliments solides.

12. Dans les maladies, ce qui reste [des humeurs nuisibles] est une source habituelle de récidive (22).

13. Quand la crise arrive, la nuit qui précède le paroxysme est laborieuse; celle qui suit est ordinairement plus calme (23).

14. Dans les flux de ventre, les changements dans les excréments sont avantageux, à moins qu'ils ne se fassent en mal.

15. Quand le pharynx est malade et quand des abcès apparaissent sur le corps, il faut examiner les excrétions, car si elles sont bilieuses, le corps participe à la maladie [et il ne faut pas donner

d'aliments]. Si elles ressemblent à celles des gens en santé [le corps n'est pas malade et] on peut nourrir le corps en sûreté (24).

16. Quand il y a privation d'aliments (25), il ne faut pas fatiguer.

17. Quand on a ingéré plus d'aliments qu'il ne convient naturellement, cela cause une maladie; la guérison le prouve.

18. Le résidu des aliments qui sont promptement et complètement assimilés, est promptement éliminé (26).

19. Dans les maladies aiguës, les pronostics de guérison ou de mort ne sont pas toujours (27) infaillibles.

20. Ceux qui ont les cavités humides quand ils sont jeunes, les ont sèches quand ils vieillissent. Ceux, au contraire, dont les cavités sont sèches quand ils sont jeunes, les ont humides quand ils vieillissent (28).

21. Le vin pur apaise la faim [canine] (29).

22. Toute maladie qui vient de réplétion, la déplétion la guérit; toute maladie qui vient de déplétion, la réplétion la guérit; et pour les autres, leurs contraires.

23. Les maladies aiguës se jugent en quatorze jours.

24. Le quatrième jour est indicateur des sept ; le huitième est le commencement d'un second septénaire; le onzième est théorète, car il est le quatrième du second septénaire; le dix-septième est également théorète, car il est le quatrième après le quatorzième, et le septième après le onzième (30).

25. Les fièvres quartes d'été sont ordinairement de peu de durée; celles d'automne sont longues, surtout celles qui se déclarent aux approches de l'hiver.

26. Il vaut mieux que la fièvre vienne à la suite d'un spasme que le spasme à la suite de la fièvre.

27. Il ne faut pas se fier aux améliorations qui ne sont pas rationnelles, et ne pas non plus trop redouter les accidents fâcheux qui arrivent contre l'ordre naturel ; car le plus souvent [ces phénomènes] ne sont pas stables [et n'ont pas coutume ni de persister, ni de durer longtemps]. (31).

28. Dans les fièvres qui ne sont pas tout à fait superficielles (légères), il est fâcheux que le corps reste dans son état ordinaire et ne perde rien, ou qu'il maigrisse plus qu'il n'est dans l'ordre naturel. Le

premier cas présage la longueur de la maladie, le second indique de l'asthénie.

29. Quand les maladies débutent, si on juge à propos de mettre quelque chose en mouvement, qu'on le fasse; mais quand elles sont à leur apogée, il vaut mieux laisser en repos.

30. [Car] au commencement et à la fin [des maladies], tout est plus faible; mais à leur apogée tout est plus fort (32).

31. Au sortir d'une maladie, bien manger sans que le corps profite, c'est fâcheux.

32. Ceux qui, entrant dans une convalescence incomplète, commencent par manger avec appétit sans profiter, finissent le plus souvent par perdre l'appétit. Mais ceux qui ont d'abord un défaut très prononcé d'appétit et le recouvrent ensuite, se tirent mieux d'affaire (33).

33. Dans toute maladie, conserver l'intelligence saine et prendre volontiers les aliments qui sont offerts, c'est bon; le contraire est mauvais.

34. Dans les maladies, il y a moins de danger pour ceux dont la maladie est surtout conforme à leur nature, à leur âge, à leur constitution, et à la saison, que pour ceux dont la maladie n'est pas en rapport avec quelqu'une de ces choses (34).

35. Dans toutes les maladies, il est avantageux que [les parois de] la région ombilicale et du bas-ventre conservent de l'épaisseur. Il est fâcheux qu'elles soient affaissées et émaciées; ce dernier cas n'est pas favorable pour purger par en bas.

36. Ceux qui ont le corps sain et qui prennent des médicaments purgatifs, perdent bientôt leurs forces. Il en est de même de ceux qui [se purgent lorsqu'ils] usent d'une mauvaise nourriture (35).

37. Il est mauvais de donner des médicaments purgatifs à ceux qui se portent bien (36).

38. La boisson et la nourriture un peu inférieures en qualité, mais plus agréables, doivent être préférées à celles de meilleure qualité, mais qui sont moins agréables.

39. Les vieillards sont en général moins sujets aux maladies que les jeunes gens; mais les maladies chroniques qui leur surviennent ne finissent le plus souvent qu'avec eux.

40. Les enrouements (bronchites) et les coryzas n'arrivent pas à coction chez les personnes très âgées.

41. Ceux qui éprouvent de fréquentes et complètes défaillances, sans cause apparente, meurent subitement.

42. Résoudre une apoplexie, quand elle est forte, est impossible ; quand elle est faible, ce n'est pas facile.

43. Les pendus détachés de la potence, quand ils ne sont pas encore morts, ne reviennent pas à la vie s'ils ont de l'écume à la bouche (37).

44. Ceux qui sont naturellement très gros sont plus exposés à mourir subitement que ceux qui sont maigres.

45. Les changements, surtout ceux d'âge, de lieux, d'habitudes de vie, opèrent la guérison des épileptiques quand ils sont jeunes.

46. Deux souffrances survenant en même temps, mais sur des points différents, la plus forte fait taire la plus faible (38).

47. Au moment où le pus va se former, la douleur et la fièvre sont plus intenses qu'après sa formation.

48. Dans tout mouvement du corps, quand on commence à se fatiguer, se reposer soulage immédiatement.

49. Ceux qui sont accoutumés à supporter des travaux qui leur sont familiers, les supportent plus facilement, quoique faibles ou vieux, que ceux qui n'y sont pas habitués, quoique forts et jeunes.

50. Les habitudes de longue date, quoique mauvaises, sont ordinairement moins nuisibles que les choses inaccoutumées ; il faut donc changer quelquefois [ses habitudes] en des choses inaccoutumées (39).

51. Évacuer ou remplir, échauffer ou refroidir beaucoup et subitement, ou mettre le corps en mouvement de quelque autre manière que ce soit, est dangereux ; car tout ce qui est excessif est contraire à la nature ; mais ce qui se fait peu à peu n'offre aucun danger [dans les choses accoutumées], et surtout quand on change une chose en une autre.

52. Quand on agit d'une manière rationnelle et que les résultats ne sont pas ce qu'on avait droit d'attendre, il ne faut pas passer à autre chose, si le motif (l'indication) qui faisait agir dans le commencement subsiste.

53. Ceux qui ont les cavités humides quand ils sont jeunes se rétablissent plus facilement d'une maladie que ceux qui les ont sèches; mais dans la vieillesse ils se rétablissent plus difficilement, car le plus souvent leur ventre se sèche en vieillissant.

54. Une taille élevée et noble n'est pas disgracieuse dans la jeunesse, mais dans la vieillesse, elle est incommode et plus désavantageuse qu'une petite (40).

NOTES

(16) Aph. 1er. - 16. Ὕπνος πόνον ποιέει. Galien (p. 451), Étienne, Damascius et Théophile (p. 294 à 290) expliquent ici πόνος; par βλάβη; Étienne et Théophile disent que πόνος signifie tantôt *exercice, fatigue* (γυμνάσια), tantôt douleur (ὀδύνη), tantôt *symptôme*.

(17) Aph. 2. - 17. Galien (p. 450) et Théophile (p. 296) croient que le délire n'est pris ici que comme un exemple particulier, mais que cette sentence s'applique à toute espèce de symptôme; Galien rattache cet aphorisme à la fin du 1er.

(18) Aph. 5. - 18. Κόπος; n'est pas la fatigue ordinaire, mais une diathèse de l'organisme; et comme cette diathèse survient sans mouvement, Hippocrate lui donne l'épithète d'αὐτόματος. Cf. sur les diverses espèces de κόποι, Galien (*de Sanilate luenda*, III, 5 et suiv., t. VI, p. 189 et suiv.) et Théophile (p. 293).

(19) Aph. 6. - 19. Galien (p. 400), Théophile (p. 299), disent qu'Hippocrate appelle ici douleurs, des maladies douloureuses, telles que l'érysipèle, les fractures, etc. Suivant Galien, γνώμη (esprit) est pris ici pour διάνοια (intelligence).; mais Théophile va plus loin, et il dit : « Dans ce cas le cerveau est nécessairement malade. » Il n'est pas rare, dit M. Lallemand (p. 22) de voir dans le délire traumatique les malades agiter leurs membres fracturés, marcher sur leur moignon, sans témoigner la moindre douleur. On sait aussi que dans le cas de lésion grave de l'encéphale il survient des maladies aiguës dont le malade n'a pas conscience.

(20) Aph. 8. - 20. J'ai suivi pour cet aphorisme l'interprétation de Galien (p. 462), de Théoph. (p. 300), de Damase. (p. 301).

(21) Aph. 9. - 21. Εὔροα ποιέειν, c'est-à-dire atténuer les humeurs

et relâcher les conduits par oit les purgatifs font sortir les matières; Galien (p. 405), Théophile (p. 301 et 302).

(22) Aph. 12. - 22. Le texte vulg. porte : ὑποστροφὰς ποιέειν εἴωθεν, leçon donnée aussi par Théophile et par le manuscrit 1884; Dietz et Galien ont : ὑποστροφώδεα, qui a la même signification. Galien (p. 459), Damascius et Théophile (p. 303) disent que ces reliquats en se putréfiant rallument la fièvre.

(23) Aph. 13. - 23. Au dire de Galien (p. 450), cette dernière phrase manque dans plusieurs exemplaires. - Elle est commentée par Théophile et Damascius (p. 304-5).

(24) Aph. 15. - 24. Pour rétablir le parallélisme, ou plutôt l'opposition qu'Hippocrate a voulu marquer entre les diverses parties de cette sentence, j'ai ajouté, avec Galien (p. 471), les mots entre crochets qui ne sont pas dans le texte.

(25) Aph. 16. - 25. Ὅκου λιμός, οὐ δεῖ πονέειν. J'ai suivi Galien (p. 473), qui interprète λιμός non par *faim* proprement dit, mais par privation absolue, volontaire ou involontaire d'aliments. Par πονέειν il entend toutes les grandes secousses thérapeutiques ou autres.

(26) Aph. 18. - 26. M. Lallemand traduit : « Ceux qui avalent vite de gros morceaux vont promptement à la selle. » Il blâme ceux qui ont traduit : « Les aliments qui nourrissent vite et beaucoup font des selles rapides; » « car, dit-il, les substances les plus nutritives sont celles qui parcourent le plus lentement les organes digestifs. » Cette interprétation est vraie à notre point de vue; mais quelque leçon qu'on adopte, elle ne ressort pas du texte, et, de plus, elle est en opposition formelle avec les interprétations anciennes.

(27) Aph. 19. - 27. Οὐ πάμπαν ἀσφαλέες. En mettant *toujours*, j'ai suivi Galien (p. 491), qui dit : « οὐ πάμπαν est ici pour οὐχ ἁπάντων (c'est-à-dire : Les pronostics... ne sont pas certains dans toutes les maladies aiguës), et qu'il ne signifie pas οὐ παντελῶς (ne sont pas absolument ou tout à fait infaillibles, interprétation suivie par Théophile). » Il me semble que l'interprétation de Galien rend parfaitement la pensée de l'auteur, qui n'a certainement pas voulu dise d'une manière générale et absolue que les pronostics ne sont pas tout à fait certains dans les maladies aiguës, car il serait en contradiction avec sa doctrine sur le pronostic; il a seulement

entendu qu'il est possible de se tromper quelquefois par suite de quelque changement dans la crise ou dans la marche des humeurs. Galien dit à ce propos : « Il y a des maladies aiguës de deux espèces ; les unes ont leur siège dans les humeurs chaudes, sans qu'il y ait de lieu affecté, et sont répandues dans toute l'économie; les anciens leur donnaient le nom de fièvres (*Com.* IV, aph. 73, p. 763) ; les autres ont un siège local, comme la pleurésie, la péripnemonie, l'esquinancie; la fièvre est le plus ordinairement continue dans les maladies aiguës, car il est rare que ces maladies soient sans fièvre comme est l'apoplexie. »

(28) Aph. 20. - 28. Si toutefois, dit Galien (I, 20, p. 492), les conditions du régime restent les mêmes. Damascius (p. 316) donne ici l'aphorisme 53 que Galien cite aussi dans son *Com.*, mais en le rapportant à sa place ordinaire.

(29) Aph. 21. - 29. J'ai suivi l'interprétation de Galien, (p. 499). Elle est adoptée par Étienne, Damase. et Théoph. (p. 316). - Cet aphorisme manque dans Oribase.

(30) Aph. 24. - 30. Hippocrate, dit Galien (p. 510), a coutume d'appeler ἐπιδήλους (indicateurs), et θεωρητάς (théorètes) les jours dans lesquels apparaît quelque signe annonçant la crise pour un des jours critiques.

(31) Aph. 27. - 31. L. de Villebrune pense que les derniers mots de cet aphorisme, mots que j'ai mis entre crochets, sont une glose marginale de ἀβέβαια (qui ne sont pas stables) ; Galien (p. 516), Théoph. et Damase. (p. 321), ne paraissent avoir lu que ἀβέναια.

(32) Aph. 29 et 30. - 32. Dans son Commentaire, Damascius (324) réunit avec raison l'aphor. 29 et le 30 Galien avait aussi proposé cette réunion à l'aide de γάρ.

(33) Aph. 32. - 33. Cet aphorisme est obscur. J'ai suivi l'interprétation de Galien (p. 526), et de Théophile (p. 325). Suivant eux, il s'agit des convalescents qui ont conservé dans le corps quelque reste des humeurs nuisibles.

(34) Aph. 33. - 34. Cf. mon *Introd. aux Aphorismes*, p. 336 et 337; Etienne, p. 326; Galien, p. 519, et M. Littré, t. 1, p. 321.

(35) Aph. 36. - 35. J'ai suivi, pour la seconde partie de cet aphorisme, l'interprétation de Galien (p. 535) et de Théophile (p. 329). MM. Pariset et Lallemand traduisent comme si Hippocrate avait

dit : « Ceux qui usent d'une mauvaise alimentation sont affaiblis comme ceux qui se purgent en bonne santé. » Le texte, il est vrai, est amphibologique, mais la suite des idées me semble commander l'interprétation de Galien.

(36) Aph. 37. - 36. Ici encore je suis Galien (p. 536) et Théophile, (p. 330). MM. Pariset et Lallemand traduisent : « Sont difficiles à purger. » En général, j'aime à m'en tenir aux interprétations anciennes, surtout à celle de Galien qui était beaucoup plus près que nous des idées d'Hippocrate, et qui pouvait mieux juger de la valeur de ses textes.

(37) Aph. 43. - 37. Celse (p. 60, éd. de Millig), traduit ainsi cet aphorisme : *Neque is ad vitam redit, qui ex suspenso spumante ore detractus est.* Ce sens est confirmé par Galien (p. 543) et par Théophile. Cet aphorisme est sans doute une sorte d'exemple donné par Hippocrate pour montrer les dangers de l'asphyxie par quelque cause résidant dans les voies pulmonaires. M. Lallernand traduit « Les pendus et les noyés, » lisant avec quelques éditeurs καταδυωμένων, au lieu de καταλυομένων ; mais, ni les interprètes anciens ni les Mss. n'autorisent ce changement de texte.

(38) Aph. 46. - 38. M. Lallemand traduit : « Quand un travail s'opère, etc. » Il pense qu'Hippocrate attache ordinairement à πόνος l'idée de *labor, travail*; et il ajoute : « ce qui est vrai de la douleur ne l'est pas moins de tout acte laborieux de l'économie, tant à l'état pathologique qu'à l'état physiologique. C'est ainsi que, de deux maladies, la plus grave entrave la marche de l'autre; c'est ainsi qu'agissent tous les dérivatifs que le travail physiologique de la grossesse suspend la marche de la phtisie ; qu'une digestion laborieuse nuit aux fonctions cérébrales, et réciproquement; qu'un besoin, qu'une passion très énergiques cri font oublier d'autre qui le sont moins . » Ces réflexions sont justes en elles-mêmes, mais on ne saurait les appliquer rigoureusement au texte d'Hippocrate, et les interprètes anciens entendent ici formellement πόνος dans le sens d'ὀδύνη.

(39) Aph. 50. - 39. Galien dit que par la fin de cet aphorisme Hippocrate entend que, si on ne veut pas être incommodé des changements qui peuvent arriver à l'improviste, il ne faut pas rester toujours dans ses habitudes, mais se livrer de temps en temps à des

choses inaccoutumées.

(40) Aph. 54. - 40. « Le très heureux sophiste Gésius, commentant cet aphorisme, disait à ses disciples : « Si vous voulez vous convaincre de la vérité des paroles d'Hippocrate, vous n'avez qu'à me considérer. » En effet, dans sa jeunesse, il avait une taille élevée et élégante; mais dans sa vieillesse il était devenu tout courbé. » (Etienne, p. 343.)

TROISIÈME SECTION.

1. Ce sont surtout les vicissitudes des saisons qui engendrent les maladies, et principalement dans les saisons les grandes variations de froid, de chaud et aussi, par la même raison des autres qualités (41).

2. Parmi les divers naturels, les uns se trouvent bien ou mal de l'été, les autres de l'hiver.

3. Les maladies, comparativement les unes aux autres et aussi les âges, se trouvent bien ou mal de certaines saisons, de certaines régions, de certains régimes (42).

4. Dans les saisons, lorsque pendant la même journée il survient [habituellement] tantôt du froid, tantôt du chaud, il faut s'attendre aux maladies automnales.

5. Le *notus* (vent du midi) rend l'ouïe obtuse, la vue trouble, la tête pesante, le corps lourd et faible ; quand ce vent domine, on éprouve les mêmes accidents dans les maladies. Si le vent est du nord, il y a des toux, des maux de gorge (43), de la sécheresse du ventre, de la dysurie, de l'horripilation (44), des douleurs de côté et de poitrine ; lorsque ce [vent] domine, il faut s'attendre aux mêmes accidents dans les maladies.

6. Quand l'été est semblable au printemps, il faut s'attendre à des sueurs abondantes dans les fièvres.

7. Dans les temps de sécheresse, il survient des fièvres aiguës; et si cette sécheresse persiste pendant une grande partie de l'année, elle produit une constitution telle qu'il faut s'attendre à voir régner de semblables maladies.

8. Dans les saisons bien constituées, où chaque chose arrive en

son temps, les maladies marchent régulièrement et se jugent très bien. Dans les saisons mal constituées, les maladies marchent irrégulièrement et se jugent difficilement.

9. En automne, les maladies sont très aiguës et en général très meurtrières. Mais le printemps est très salubre et la mortalité n'y est pas considérable.

10. L'automne est mauvais pour les phtisiques.

11. Pour ce qui est des saisons, si l'hiver est sec et boréal et le printemps pluvieux et austral, il surviendra nécessairement en été des fièvres aiguës, des ophtalmies et des dysenteries, surtout chez les femmes et chez les hommes dont la constitution est humide.

12. Mais si l'hiver est austral, pluvieux et doux ; si au contraire le printemps est sec et boréal, les femmes qui doivent accoucher au printemps, avortent (accouchent prématurément) pour la moindre cause; celles qui arrivent à terme, mettent au monde des enfants faibles et infirmes qui meurent bientôt ou qui traînent une vie chétive et valétudinaire. Chez les autres individus, il survient des ophtalmies sèches (45) et des dysenteries ; chez les vieillards, des catarrhes qui les enlèvent promptement.

13. Si l'été est sec et boréal et l'automne pluvieux et austral, en hiver il survient des céphalalgies, des toux, des enrouements, des coryzas, et chez quelques-uns des phtisies.

14. [Si l'automne] est boréal et sans pluie, c'est avantageux pour ceux dont la constitution est humide et pour les femmes; mais les autres individus auront des ophtalmies, des fièvres aiguës, des coryzas (46) ; quelques-uns même des mélancolies.

15. Quant aux constitutions de l'année, en somme les sèches, sont plus saines et moins meurtrières que les pluvieuses.

16. Les maladies qui sévissent habituellement dans les constitutions pluvieuses, sont : les fièvres de long cours, les flux de ventre, les pourritures, les épilepsies, les apoplexies et les esquinancies. Dans les constitutions sèches, ce sont les phtisies, les ophtalmies (47), les arthrites, les stranguries et les dysenteries.

17. Quant aux constitutions journalières, les boréales donnent au corps de la densité, du ton, de l'agilité et une bonne couleur; elles rendent l'ouïe fine; mais elles irritent les yeux et augmentent les

douleurs de côté s'il en existait préalablement. Les constitutions australes relâchent les pores, humectent le corps, rendent la tête pesante et l'ouïe dure, causent des vertiges et produisent de la faiblesse dans les mouvements des yeux (48) et de tout le corps.

18. Quant aux saisons, c'est au printemps et au commencement de l'été que les enfants et ceux qui se rapprochent de cet âge se trouvent le mieux et jouissent de la meilleure santé. Pendant l'été et le commencement de l'automne, ce sont les vieillards; pendant le reste de l'automne et pendant l'hiver, ce sont les personnes d'un âge moyen.

19. Toutes les maladies surviennent dans toutes les saisons; toutefois certaines maladies naissent ou s'exaspèrent plutôt dans certaines saisons.

20. En effet, au printemps : les manies, les mélancolies, les épilepsies, les flux de sang, les esquinancies, les coryzas, les enrouements, les toux, les lèpres, les lichens, les dartres farineuses, les exanthèmes ulcéreux en grand nombre, les abcès et les arthrites.

21. En été : quelques-unes de ces maladies, et de plus : les fièvres continues, les *causus*, les fièvres tierces et quartes, les vomissements, les diarrhées, les ophtalmies, les douleurs d'oreille, les ulcérations à la boucle, les ulcérations des parties génitales, les *idroa* (49).

22. En automne : la plupart des maladies de l'été, et de plus : les fièvres quartes, les fièvres erratiques, les maladies de la rate, les hydropisies, les phtisies, les stranguries, les lienteries, les dysenteries, les coxalgies, les esquinancies, les asthmes, les iléus, les épilepsies, les manies, les mélancolies.

23. En hiver : les pleurésies, les péripneumonies, les létitargus, les coryzas, les enrouements, les toux, les douleurs de poitrine, les douleurs de côté, les maux de reins, les céphalalgies, les vertiges, les apoplexies.

24. Voici les maladies particulières aux divers âges : chez lès petits enfants et les nouveau-nés, les aphtes, les vomissements, les toux, les insomnies, les frayeurs [pendant le sommeil], les phlegmasies du nombril, les suintements d'oreilles.

25. Chez ceux qui arrivent à l'époque de la dentition : la démangeaison douloureuse des gencives, les fièvres, les spasmes, les diarrhées, surtout chez les enfants qui poussent leurs dents canines,

chez ceux qui sont gros et chez ceux qui ont le ventre sec.

26. Chez les individus plus âgés : les maladies des amygdales, les luxations en dedans de la vertèbre du cou (50), les asthmes, les calculs, les vers lombriques, les ascarides, les tumeurs pédiculées, le satyriasis, la strangurie, les abcès scrophuleux et les autres tumeurs, mais surtout celles qui viennent d'être mentionnées.

27. Chez ceux qui sont encore plus âgés et qui approchent de la puberté : la plupart de ces maladies, mais surtout les fièvres chroniques et les flux de sang par le nez.

28. Chez les enfants : la plupart des maladies [de longue durée] se jugent en quarante jours; mais il en est qui se jugent en sept mois, d'autres en sept ans, d'autres enfin qui se prolongent jusqu'à la puberté. Celles qui persistent pendant l'enfance et qui ne se dissipent pas [chez les garçons] à l'époque (le la puberté, et chez les filles à la première apparition des menstrues, deviennent habituellement chroniques.

29. Chez les jeunes gens, règnent les crachements (le sang, les phtisies, les fièvres aiguës, les épilepsies et les autres maladies (51), mais surtout celles qui viennent d'être mentionnées.

30. Chez ceux qui ont dépassé cet âge : les asthmes, les pleurésies, les péripneumonies, les léthargus, les phrénitis, les camus, les diarrhées chroniques, les choléra, les dysenteries, les lienteries et les hémorroïdes.

31. Chez les vieillards : les dyspnées, les catarrhes avec toux, les stranguries, les dysuries, les douleurs des articulations, les maladies des reins, les vertiges, les apoplexies, les cachexies, les démangeaisons de tout le corps, les insomnies, les flux de ventre, les écoulements des yeux et du nez, les amblyopies, les *glaucoses* (52), les duretés de l'ouïe.

NOTES

(41) Aph. 1. - 41. Suivant Galien (p. 504), il y avait plusieurs manières d'écrire cet aphorisme, mais il ne cite qu'un de ces textes différents de notre texte vulgaire; en voici la traduction : « Les vicissitudes des saisons engendrent de grandes maladies, et surtout dans

les saisons les grandes vicissitudes. » - Suivant le même Galien, quelques interprètes, au lieu d'entendre μεταβολαί dans le sens de vicissitudes (altération dans leur constitution, ἀλλοίωσις κατὰ τήν κρᾶσιν αὐτῶν, comme dit Théophile, p. 344), pensaient qu'il s'agissait de la succession des diverses saisons ; il blâme avec raison cette interprétation (cf. Introd. au traité des *Airs*, etc., p. 135). - Par les autres qualités, il faut entendre la sécheresse et l'humidité, la nature et l'intensité des vents.

(42) Aph. 3. - 42. Cet aphorisme est très irrégulièrement construit. J'ai suivi Galien (p. 566) et Théophile (p. 346).

(43) Aph. 5. - 43. Le texte porte φάρυγγες, κοιλίαι σηληραί. Galien (p. 571), pense qu'on peut sous-entendre πάσχουσι après φάρυγγες; ou rapporter ce mot avec κοιλίαι à σηληραί. Suivant Etienne (p. 350), Hippocrate a coutume de nommer la partie elle-même pour désigner l'état de souffrance de celte partie; ainsi, il dit la rate pour signifier une affection de la rate.

(44) Aph. 5. - 44. Δυσουρίαι φρικώδεες. J'ai suivi Galien (p. 571). Théophile (p. 350) lit: de la dysurie avec horripilation.

(45) Aph. 12. - 45. Je transcris ici une note que M. Sichel a bien voulu me communiquer sur l'ophtalmie sèche. « Ὀφυαλμία ξηρά (Aph., III, 12, 14) ; [*des Eaux, des Airs*, etc., p. 197, 206, 207 de mon éd.] me paraît être cette conjonctivite palpébro-ocu¬lairc si fréquente, désignée sous le nom d'ophtalmie catarrhale. Une sensation de raideur et de sécheresse accompagne cette ophtalmie, surtout à son premier degré, où il n'y a presque pas de sécrétion. Cette sensation devient plus forte pendant les exaspérations qui ont lieu vers le soir (cf. *traité de l'Ophth.*, etc., p. 197 et suiv.). Les constitutions atmosphériques, décrites par Hippocrate dans les passages cités, sont des constitutions catarrhales; aussi y trouve-t-on l'ophtalmie sèche associée aux coryzas, à la toux, etc., et à d'autres affections catarrhales des membranes muqueuses auxquelles la conjonctivite palpébrale appartient également. - L'ophtalmie humide [*des Airs*, etc., p. 196; *Epid.*, I, p. 242, 276, §. 18], au contraire, me présente les symptômes de la sclérotite ou *sclérite* qui, le plus souvent, est de nature rhumatismale » (cf. traité de l'*Ophth*., p. 54, 254 et suiv.).

(46) Aph. 14. - 46. Au lieu de « Des fièvres aiguës, des coryzas, » le texte de Dietz porte : « Des fièvres aiguës et des fièvres de longue

durée. » Le texte vulg. est reproduit par le Mss. 1884.

(47) Aph. 16. - 47. Suivant Galien (p. 603), quelques interprètes réunissent φθινώδεες à ὀφθαλμίαι ; et il faudrait traduire des ophtalmies avec phtisie, c'est-à-dire avec fonte de l'œil. Si l'on sépare ces deux mots, il propose d'ajouter ξηραί, sèches, conformérnent sans doute à l'aphorisme 12. - Galien voudrait que l'aphorisme suivant fût le premier de ceux qui traitent des constitutions atmosphériques, que l'aphorisme 15 fût le second, que le troisième fût l'aphorisme 5, et le reste comme dans le texte vulg.

(48) Aph. 17. - 48. M. Lallemand traduit, avec presque tous ses devanciers: « donnent des vertiges dans les yeux, et produisent de la faiblesse dans les mouvements du corps ; » mais, outre qu'il ne me semble pas permis de dire qu'il y a des vertiges dans les yeux, le texte et les commentateurs anciens commandent l'interprétation que j'ai suivie.

(49) Aph. 21. - 49. D'après Kraus (*lib. cit.,* note 21 des *Coaques*), ἵδρωα signifie ou l'*ecthyma* ou les *sudamina*. Galien dit (p. 620) : « Les ἵδρωα sont des ulcérations superficielles qui rendent la peau rugueuse, et qui proviennent de l'abondance des sueurs. »

(50) Aph. 26. - 50. On retrouve encore dans le Ie livre du *Prorrhétique* (sent. 87), dans le traité des *Articulations* (§. 41, éd. de M. Littré, t. IV, p. 179), dans le IIe livre des *Épidémies* (p. 1016, éd. de Foës) et aussi dans Celse (II, 1, in fine) la mention de cette luxation de la vertèbre du cou. Ces divers passages ont beaucoup arrêté les commentateurs anciens et modernes; mais il est manifeste qu'il s'agit de la maladie désignée de nos jours sous le nom de luxation spontanée des articulations atloïdo-occipitale et axoïdienne. Cette luxation, qui n'est pas très rare, mais qui n'avait, jusqu'à ces derniers temps, donné lieu qu'a des observations isolées, a été particulièrement étudiée par M. Bérard dans sa *Thèse pour le doctorat,* et par M. Ollivier dans son traité des *Maladies de la moelle* et dans le *Dictionnaire de médecine*, t. IV, p. 305, art. *Atlas*.

(51) Apia. 29. - 51. Par les autres maladies, Galien (I, 29, p. 641), paraît entendre les autres livres aiguës, c'est-à-dire les *causus* et les fièvres tierces. Théophile, au contraire, pense (p. 380) qu'il s'agit de la pleurésie, du phrénitis, et par celles qui viennent d'être mentionnées il comprend les maladies énumérées au commencement

de l'aphorisme.

(52) Aph. 31. - 52. Dans un savant Mémoire sur le *glaucome* (*Annales d'oculistique*, Bruxelles, 1842 ; voir aussi le compte rendu que j'ai fait de cet ouvrage dans *Arch. de méd.*, juin 1843), M. Sichel a établi d'une part que le mot γλαυκός n'a pas dans les auteurs anciens la signification de vert ou verdâtre que lui ont donné les lexicographes et les médecins modernes, mais que ce mot sert à désigner le bleu clair; et d'une autre part il démontre que le γλαύκομα ou γλαύκωσις des médecins grecs et de leurs successeurs au moyen âge est ce que nous appelons la cataracte lenticulaire, et non la maladie désignée par Brisseau (1705) sous le nom de glaucome.

QUATRIÈME SECTION.

1. Administrez un médicament purgatif aux femmes enceintes, s'il y a orgasme, du quatrième au septième mois ; faites-le rarement chez celles qui ont dépassé ce terme. Il faut prendre des précautions pour les petits fœtus et pour ceux âgés [de plus de sept mois] (53).

2. Évacuez avec les médicaments purgatifs les matières dont l'issue spontanée soulage [en pareille circonstance] ; mais faites cesser les évacuations qui ont un caractère opposé.

3. Si les matières qui doivent être purgées sont purgées, c'est avantageux et on supporte bien [cette évacuation] ; sinon, on la supporte mal (54).

4. En été, il faut surtout purger par en haut, en hiver par en bas (55).

5. Pendant et avant la Canicule, les purgatifs sont nuisibles.

6. Purgez par en haut ceux qui sont maigres, en évitant [de le faire] pendant l'hiver.

7. Purgez par en bas ceux qui vomissent difficilement et qui ont un embonpoint moyen, en évitant [de le faire] en été.

8. Il faut éviter de purger les phtisiques par le haut (56).

9. Purgez largement par en bas les mélancoliques. [Dans les autres circonstances], d'après le même raisonnement, faites le contraire [quand le cas l'exige] (57).

QUATRIÈME SECTION.

10. Dans les maladies très aiguës, s'il y a orgasme, administrez sur-le-champ un médicament purgatif; car temporiser clans ces circonstances, c'est mauvais.

11. Ceux qui ont des tranchées, des douleurs à la région ombilicale et des maux de reins qui ne cèdent ni aux médicaments purgatifs, ni à d'autres remèdes, tombent dans l'hydropisie sèche.

12. Purger par en haut en hiver ceux dont les intestins sont affectés de lienterie, c'est mauvais.

13. Quand on veut donner l'ellébore à ceux qui sont difficilement purgés par en haut, il faut, avant de l'administrer, humecter (58) leur corps par une nourriture plus abondante et par le repos.

14. Quand on a pris l'ellébore, il vaut mieux se livrer à des mouvements que de se laisser aller au sommeil et au repos ; la navigation (59) prouve en effet que le mouvement trouble le corps.

15. Si vous voulez que l'ellébore agisse davantage, donnez du mouvement au corps; si vous voulez au contraire arrêter son action, laissez dormir et faites éviter les mouvements.

16. L'ellébore est dangereux pour les personnes dont les chairs sont saines : il provoque des spasmes.

17. Chez un sujet qui n'a pas de fièvre (60), du dégoût, du *cardiogme*, de la *scotodinie* (vertiges ténébreux) et de l'amertume à la bouche, indiquent qu'il faut purger par en haut.

18. Les douleurs [qui réclament une purgation], si elles siègent au-dessus du diaphragme, indiquent qu'il faut purger par en haut ; si elles siègent au-dessous, qu'il faut purger par en bas (61).

19. Ceux qui pendant l'action des médicaments purgatifs ne sont point altérés, ne cessent pas d'être purgés avant que la soif arrive.

20. Chez ceux qui sont sans fièvre, s'il survient des tranchées, de la pesanteur aux genoux, des douleurs aux lombes, c'est un signe qu'il faut évacuer par en bas.

21. Les déjections noires, semblables à du sang noir, qui viennent [depuis longtemps] spontanément, avec ou sans fièvre, sont très mauvaises. Plus la couleur en est dépravée, plus elles sont mauvaises. Quand il en est ainsi par l'effet d'un purgatif, c'est meilleur. Alors, quelque variété de couleurs qu'elles présentent, elles ne sont pas funestes.

22. Lorsqu'au début des maladies, il y a un flux de bile noire par en haut ou par en bas, c'est mortel.

23. Ceux qui, épuisés par une maladie aiguë ou chronique, par une plaie, ou par toute autre cause, ont un flux de bile noire ou de matières semblables à du sang noir, meurent le lendemain.

24. Si la dysenterie tire son origine de la bile noire, c'est mortel.

25. Rendre du sang par en haut, quelque apparence qu'il ait, c'est mauvais; mais par en bas, c'est bon (62).

26. Quand on est pris de dysenterie, rendre des matières semblables à des lambeaux de chair (63), c'est mortel.

27. Chez ceux qui dans les fièvres ont d'abondantes hémorragies, de quelque partie que ce soit, le ventre se relâche pendant la convalescence.

28. La surdité survenant chez ceux qui ont des déjections bilieuses, les fait cesser ; et chez ceux qui ont de la surdité, s'il survient des déjections bilieuses, elles la font cesser.

29. Dans les fièvres, quand des frissons se manifestent au sixième jour, la crise est difficile.

30. Chez ceux qui ont des paroxysmes, si la fièvre reprend le lendemain à l'heure à laquelle elle a cessé la veille, la crise est difficile.

31. Chez ceux qui éprouvent un sentiment de lassitude dans les fièvres, il se forme des dépôts (64) sur les articulations et surtout près des mâchoires.

32. Mais chez ceux qui relèvent d'une maladie, s'il y a quelque partie souffrante, c'est là que se forment les dépôts.

33. Également, si quelque partie est souffrante avant la maladie, c'est là que se fixe le mal (65).

34. Chez un individu pris de fièvre, s'il survient de la suffocation sans qu'il y ait de tumeur au pharynx, c'est mortel.

35. Chez un individu pris de fièvre, si le cou se tourne subitement et si la déglutition est très difficile, sans qu'il y ait de tumeur [au cou] (66), c'est mortel.

36. Chez les fébricitants, les sueurs sont bonnes si elles commencent au troisième, au cinquième, au septième, au neuvième, au onzième, au quatorzième, au dix-septième, au vingt et unième,

au vingt-septième, au trente et unième, au trente-quatrième jour, car ces sueurs jugent les maladies. Celles qui n'arrivent pas ainsi présagent [la mort], des souffrances, la longueur de la maladie et des rechutes (67).

37. Des sueurs froides avec une fièvre aiguë, présagent la mort ; mais avec une fièvre moins intense, la longueur de la maladie.

38. Le siége de la sueur indique celui de la maladie.

39. Là où se fait sentir la chaleur ou le froid, là est le siége de la maladie.

40. Quand il survient dans tout le corps des changements, soit qu'il se refroidisse et redevienne ensuite chaud, soit qu'il présente tantôt une couleur, tantôt une autre, c'est une preuve que la maladie sera longue.

41. Des sueurs abondantes arrivant pendant le sommeil, sans cause apparente, indiquent que le corps a usé de trop d'aliments. Mais si cela arrive quand on n'a pas pris de nourriture, c'est une preuve qu'on a besoin d'être évacué (68).

42. Des sueurs abondantes, froides ou chaudes et continuelles, annoncent, si elles sont froides, une longue maladie; si elles sont chaudes, une maladie de moindre durée.

43. Les fièvres sans intermission et qui redoublent d'intensité de trois en trois jours, sont très dangereuses; mais si elles ont des intermissions, de quelque façon que ce soit, elles ne présentent point de danger.

44. Chez ceux qui ont des fièvres de long cours, il survient des tumeurs ou des abcès aux articulations (69).

45. Ceux qui, à la suite des fièvres, ont des tumeurs, ou des douleurs aux articulations, prennent trop d'aliments.

46. Si un frisson revient plusieurs fois dans une fièvre qui n'a pas d'intermissions, chez un malade déjà affaibli, c'est mortel.

47. Dans les fièvres qui n'ont pas d'intermissions, les crachats livides sanguinolents, les fétides et les bilieux sont tous mauvais; mais quand ils sortent bien, ils sont bons; il en est de même des déjections alvines et des urines. S'il ne se fait par ces voies aucune évacuation convenable, c'est mauvais (70).

48. Dans les fièvres qui n'ont pas d'intermissions, si l'extérieur est

froid, l'intérieur brûlant, et s'il y a de la soif, c'est mortel.

49. Dans une fièvre qui n'a pas d'intermission, si la lèvre, le sourcil, l'œil, la narine se dévient; si le malade, déjà affaibli, ne voit plus, n'entend plus, quel que soit celui de ces signes qui apparaisse, la mort est proche (71).

50. Lorsque, dans une fièvre qui n'a pas d'intermissions, il survient de la dyspnée et du délire, c'est mortel.

51. Dans les fièvres, les aposthèmes qui ne se dissipent pas aux premières crises, annoncent la longueur de la maladie.

52. Dans les fièvres ou dans les autres maladies, quand on pleure avec motif, cela n'a rien d'inquiétant ; mais quand on pleure sans motif, c'est inquiétant (72).

53. Lorsque dans une fièvre il se dépose sur les dents une matière gluante, la fièvre devient plus intense

54. Quand une toux sèche et peu irritante se prolonge dans les fièvres causales, les malades n'ont pas beaucoup de soif.

55. Les fièvres qui viennent à la suite des bubons, sont toutes mauvaises, excepté les éphémères (73).

56. Chez un fébricitant, quand il survient de la sueur sans que la fièvre s'apaise, c'est mauvais ; car la maladie se prolonge, et c'est un signe d'humidité surabondante (74).

57. La fièvre survenant chez un individu en proie à un spasme ou au tétanos, résout la maladie (75).

58. Chez un individu pris de *causus*, l'invasion d'un frisson en est la solution.

59. La fièvre tierce régulière se juge en sept périodes au plus tard.

60. Chez les fébricitants, qui ont de la surdité, une hémorragie du nez ou des perturbations du ventre résolvent la maladie.

61. Chez un fébricitant, si ce n'est pas dans les jours critiques (76) que la fièvre s'en va, elle a coutume de récidiver.

62. Lorsque dans une lièvre on devient ictérique avant le septième jour, c'est mauvais, [à moins qu'il n'y ait des déjections alvines liquides] (77).

63. Quand le frisson vient chaque jour dans les fièvres, chaque jour aussi elles se résolvent.

64. Lorsque dans les fièvres on devient ictérique le septième, le neuvième, [le onzième] on le quatorzième jour, c'est bon, si l'hypocondre droit n'est pas dur; sinon, c'est mauvais (78).

65. Dans les fièvres [aiguës], une chaleur brûlante au ventre et du *cardiogme*, c'est mauvais.

66. Dans les fièvres aiguës, les spasmes et les fortes douleurs aux viscères [abdominaux], c'est mauvais.

67. Dans les fièvres, les frayeurs (79) ou les spasmes pendant le sommeil, c'est mauvais.

68. Dans les fièvres, la respiration brisée est mauvaise, car elle indique un spasme.

69. Chez les individus qui ne sont pas sans fièvre, des urines d'abord épaisses, grumeuses (80), peu copieuses, devenant ensuite abondantes et ténues, soulagent. Cela arrive surtout quand elles déposent dès le commencement de la maladie, ou bientôt après.

70. Chez les fébricitants, des urines troubles et semblables à celles des bêtes de somme (jumenteuses) indiquent qu'il y a ou qu'il y aura céphalalgie (81).

71. Chez ceux dont la maladie doit se juger [pour leur salut] le septième jour, l'urine présente, au quatrième, un nuage rouge ; et les autres [excrétions critiques] sont comme il convient (82).

72. Chez tous les malades, les urines transparentes et blanches (incolores) sont funestes : elles s'observent surtout chez les phrénétiques (83).

73. Chez tous ceux dont les hypocondres météorisés sont parcourus par des borborygmes, s'il survient une douleur aux lombes, le ventre s'humecte, à moins qu'il ne se fasse une éruption de vents ou une abondante évacuation d'urines. Ces choses arrivent dans les fièvres (84).

74. Quand il y a lieu de craindre un dépôt sur les articulations, un flux d'urines abondantes, très épaisses et blanches, telles qu'on commence à les rendre le quatrième jour, dans certaines fièvres, avec sentiment de lassitude, détourne ce dépôt. S'il survient une hémorragie du nez, elle délivre aussi très promptement.

75. Rendre avec les urines du sang et du pus, indique l'ulcération des reins ou de la vessie (85).

76. Chez ceux qui rendent avec des urines épaisses de petits morceaux de chair ou (86) des corps piliformes, ces matières sont fournies par les reins.

77. Chez ceux qui rendent avec des urines épaisses des matières furfuracées, il existe une affection psorique de la vessie (87).

78. L'apparition spontanée (88) du sang dans les urines, indique la rupture de quelque petite veine des reins.

79. Chez ceux dont les urines déposent des matières sablonneuses, la vessie ou les reins contiennent des pierres (89).

80. Si les urines contiennent du sang et des grumeaux, s'il y a de la strangurie, et s'il survient des douleurs au périnée, à l'hypogastre et au pubis, c'est un signe que la vessie et ses dépendances (90) sont malades.

81. Si on rend avec les urines du sang, du pus et (91) des matières furfuracées, et si elles ont une odeur fétide, c'est une preuve que la vessie est ulcérée.

82. Quand des abcès se forment dans l'urètre, s'ils suppurent et se rompent, c'est la solution [de l'ischurie] (92).

83. D'abondantes évacuations d'urine pendant la nuit annoncent une petite selle.

NOTES

(53) Aph. 1. - 53. Τὰ δὲ νήπια καὶ πρεσβύτερα κ. τ. λ. Théophile (p. 385) dit : « Il faut savoir qu'Hippocrate appelle νήπια les fœtus du 1er mois au 4e, μέσα (moyens) du 4e au 7e, et πρεσβύτερα (plus âgés) du 7e au 9e. »

(54) Aph. 3. - 54. Galien (p. 662), dit que quelques-uns ont transporté ici cet aphorisme du lieu où il se trouvait primitivement (c'est-à-dire de la 1re section, Aph. 2.)

(55) Aph. 4. 55. Le texte vulg. porte φαρμακεύειν τὰς ἄνω. Le texte de Dietz et du manuscrit 1884 ajoute κοιλίας; ce mot manquait dans les exemplaires que Galien avait sous les yeux, car il dit qu'il faut le sous-entendre.

(56) Aph. 8. - 56. Le texte vulg. porte τοὺς δὲ φθινώδεας

ὑποστελλομένους τὰς ἄνω. Le texte de. Théophile et d'Étienne (p. 388-389), n'ont pas ces deux derniers mots. Étienne dit même que cet aphorisme est mutilé et qu'il faut sous-entendre καθαίρειν. Van der Lind. lit : τὰς ἄνω φαρμακείας : c'est le texte suivi par Galien (IV, 8, p. 666), par Damascius (p. 390) et par Oribase (p. 136).

(57) Aph. 9.- 57. Il ne me semble pas, comme à Lallemand, qu'il faille expliquer la fin de cette sentence par l'aphorisme 22, II, et entendre qu'Hippocrate a conseillé les purgations dans la *mélancolie* pour remédier à la constipation habituelle dans cette affection, traitant ainsi les contraires par les contraires. Le principe énoncé dans notre aphorisme 9 est le même que celui de l'aphorisme 21, 1, comme Galien (p. 667) l'a très bien compris. En effet, Hippocrate appelle *atrabilaires* ou *mélancoliques* ceux qui ont dans les voies inférieures une prédominance de bile noire, et il veut qu'on fasse sortir cette bile par les voies où elle se porte davantage, c'est-à-dire par en bas, ajoutant d'une manière générale que, dans le cas où les humeurs se portent vers les voies supérieures, il faut, d'après le même raisonnement que pour les mélancoliques, faire le contraire de ce qu'on fait pour eux, c'est-à-dire purger par le haut.

(58) Aph. 13. - 58. Le texte vulg., celui de Dietz et le manuscrit 1884 portent προυγραίνειν ; mais il ressort du commentaire de Galien que προ n'existait pas dans les manuscrits qu'il avait sous les yeux, puisqu'il dit qu'il serait bon de l'ajouter.

(59) Aph. 14. - 59. Au lieu de ναυτιλίη (navigation) que porte le texte vulg., quelques-uns, suivant Galien (p. 674), écrivent ναυτίη (mal de mer), ce qui a la même signification.

(60) Aph. 17. - 60. M. Lallemand (p. 82), dit : « Il est remarquable que, dans l'aphorisme 17 et dans le 20e, Hippocrate a bien soin d'insister sur l'absence de la fièvre. En effet, si la fièvre était jointe aux symptômes qu'il énumère, elle indiquerait une inflammation de l'estomac dans le premier cas, des intestins dans le second; et l'on conçoit que les émétiques et les purgatifs seraient alors éminemment dangereux. » Cette remarque est juste au point de vue de la science moderne, mais je ne la crois pas applicable à Hippocrate, qui ne craignait pas de purger dans le cas d'inflammation des organes digestifs, et qui du reste parait faire allusion ici à une surabondance d'humeurs dans les voies intestinales (état saburral).

(61) Aph. 18.- 61. J'ai ajouté les mots entre crochets pour me conformer à l'interprétation de Galien (378) et de Théoph. (p. 396).

(62) Aph. 25. - 62. Galien (p. 689) dit : « Quelque apparence qu'ait le sang signifie qu'il soit écumeux, rouge, jaune, noir, aqueux ou épais. » La fin de cet aphorisme se présente avec une grande variété de leçons; j'ai suivi Galien (p. 689).

(63) Aph. 26. - 63. Après des «lambeaux de chair, » le texte de Dietz porte : « ou des excréments noirs, » mots qui se trouvent dans Oribase (p. 148), mais qui manquent dans Galien (p. 691), dans Théophile et Damascius (p. 400, 401.)

(64) Aph. 31. - 64. M. Littré (t. I, p. 450) a parfaitement déterminé le sens du mot dépôt (ἀπόστασις) dans Hippocrate. Je lui emprunte le passage suivant : « La théorie du dépôt est étroitement liée à celle des autres crises et n'en est qu'une extension. Quand la matière morbifique n'a pas trouvé une issue convenable, la nature la porte et la fixe sur un point particulier. Le dépôt n'est pas un abcès; c'est tantôt une inflammation extérieure telle qu'un érysipèle, tantôt la tuméfaction d'une articulation, tantôt la gangrène d'une partie. De là cette distinction, obscure au premier coup d'œil, mais réelle, des maladies qui sont un vrai dépôt et qui amènent une amélioration, et de celles qui ne sont un dépôt qu'en apparence, et qui ne jouent aucun rôle dans la solution de la maladie. » Cf. aussi Foës. OEcon., et Kraus, *lib. cit.*

(65) Aph. 33. - 65. C'est-à-dire, suivant Théophile (p. 405), quand les articulations étaient souffrantes avant la maladie, c'est là que se fera le dépôt, si on a lieu de croire que la crise se fera par un dépôt. Galien (p. 701) dit que ces trois aphorismes qui ont chacun un sens particulier, ont aussi un sens commun, à savoir, que le dépôt se fait sur les parties qui, avant ou pendant la maladie, sont le siége de quelque travail interne.

(66) Aph. 35. - 66. Galien (IV, 35, p. 708) dit positivement qu'Hippocrate ne désigne pas ici le lieu où il n'apparaît pas de tumeur; [au cou ἐν τῷ ταχήλῳ.] donné par les textes vulgaires et par Dietz est donc une glose que Van der Linden a omise avec raison.

(67) Aph. 36. - 67. Il ressort du commentaire de Galien (p. 713), que, dans les manuscrits à lui connus, il n'y avait que trente et

unième où trente-quatrième, mais que ces deux mots ne coexistaient pas. - [La mort] est ajoutée par Alde et Metz. - Cf. sur cet aph. le commentaire de Galien et aussi Étienne (p. 407).

(68) Aph. 41. - 68. Il faudrait ajouter : car c'est un indice qu'antécédemment on a trop mangé. - D'après Galien (p. 719), le mot abondante (πολύς), après sueur, n'existait pas dans le texte primitif, et il a été ajouté avec raison, suivant lui, par quelques éditeurs; en effet, si la sueur n'était pas copieuse, elle pourrait venir soit de la débilité des forces, soit de la raréfaction du corps. D'après le même Galien, quelques-uns effaçaient sans quelque cause apparente.

(69) Aph. 44. - 69. Voir la note 45 de la 118e sentence des *Coaques*.

(70) Aph. 47. - 70 . Galien (p. 727) dit que, dans les manuscrits, la dernière phrase de cet aph. était écrite de deux manières : 1°. comme il l'a donnée en tête de son commentaire, c'est-à-dire avec la négation ; 2°. sans la négation. Le première leçon est préférable. - Au lieu de : *par ces voies*, Théophile lisait: *ou par la bouche, ou par les urines, ou par les selles*. Galien ne paraît avoir eu ni l'une ni l'autre leçon, qui sont peut-être des gloses.

(71) Aph. 49. - 70. Galien (p. 729) et Théophile (p. 414) attribuent cette déviation d'une partie de la face à une affection profonde des nerfs ou de l'encéphale ; ils justifient ainsi la gravité du pronostic que porte Hippocrate.

(72) Aph. 52. - 71. Galien (732) voudrait que, conformément à la doctrine du *Pronostic*, §. 2, p. 67, on lût : *inquiétant* au lieu de *plus inquiétant* que porte le texte vulgaire, et qu'il regarde comme une faute venant du copiste et non d'Hippocrate.

(73) Aph. 55. - 72. Cet aphorisme se retrouve avec quelques développements dans le IIe liv. des *Epid*., p. 1025, édit. de Foës. L'auteur du IIIe livre des Épidémies (§. 18, p. 276) parle aussi de l'apparition de tumeurs aux aines. En rapprochant ces passages, on sera tenté de croire qu'Hippocrate et les hippocratistes avaient quelques connaissances de la peste à bubons. - Du reste, d'après un texte de Rufus (qui vivait de l'an 97 à l'an 117 après J. C.) publié pour la première fois par Mgr le card. A. Mai (*Classici auct*., t. 1V, p. 11), il demeure établi que la peste à bubons était connue bien avant le Vie siècle, époque à laquelle tous les épidémiographes en rapportaient la première apparition. (Cf. aussi M. Littré, t. II, p. 584, et t. III, p.

1 et suiv.).

(74) Aph. 56. - 73. Galien (p.734) dit qu'il aurait fallu réunir cet aphorisme au 42e. (Cf. aussi Étienne, p. 419).

(75) Aph. 57. - 74. Suivant Étienne (p. 420), Hippocrate aurait dû dire le symptôme et non la maladie, car le tétanos est un symptôme et non une maladie ; cette réflexion marque un progrès immense sur la médecine d'Hippocrate.

(76) Aph. 61. - 75. Le texte vulgaire et le manuscrit 1884 portent: ἐν περισσῇσιν ἡμέρῃσι ; Théophile avait lu ainsi tout en disant que ἐ. π. ἡ. était pour ἐν κρισίμοις ἡμέρῃσι; mais Galien, qui avait aussi la première leçon sous les yeux, la blâme par la comparaison des doctrines du *Pronostic*, des Épidémies et du livre même des *Aphorismes*; il veut qu'on lise *critiques*, au lieu de *impairs*, bien que cette dernière leçon soit donnée par le plus grand nombre des manuscrits. Du reste il dit, en commençant, que cet aphorisme pourrait bien avoir été introduit furtivement parmi ceux d'Hippocrate. - Étienne, voulant justifier la leçon vulgaire, dit: « On pourra objecter que le quatrième et le quatorzième jour sont critiques quoique pairs ; mais le quatrième juge rarement, et le quatorzième ne juge pas comme nombre pair, mais comme impair; car si le huitième jour est le commencement de la deuxième semaine, le quatorzième est le septième de cette deuxième semaine. » - Après cet aphorisme, Théophile et beaucoup de manuscrits en donnent un autre ainsi conçu : « Dans les jours pairs, les crises sont difficiles et la maladie est sujette à retour. » Cet aphorisme que Galien a omis, parce qu'il le croyait interpolé, à ce que dit Étienne (je ne trouve rien de tout cela dans le commentaire de Galien), est la contre-partie du précédent et justifierait la leçon vulgaire ; mais il me semble plus rationnel de regarder cet aphorisme comme interpolé, et de suivre Galien.

(77) Aph. 62. - 76. J'ai suivi Van der Linden et Dietz, qui mettent entre crochets les mots grecs correspondant au membre de phrase : à moins qu'il n'y ait, etc. Galien (p. 744) remarque en effet que cette restriction a été ajoutée dans quelques exemplaires.

(78) Aph. 64. - 77. Galien voudrait qu'on réunit cet aphorisme au 62e dont il est la suite naturelle. - Le 11e jour est ajouté par le texte de Dietz.

(79) Aph. 67. - 78. Galien (p. 748) dit qu'on trouve dans quelques exemplaires πόνοι, au lieu de φόβοι.

(80) Aph. 69. - 79. Suivant Galien (p. 751), Numésianus et Dionisius écrivaient, au lieu de θρομβώδεα (grumeleuses ou floconneuses), βορβορώδεα (bourbeuses), en rattachant à ce mot un sens de fétidité; mais cette interprétation est en désaccord avec le contexte, où il y a une opposition entre le mot θρομβώδεα et λεπτόν (ténue). - Θρομβώδες est pris, pour marquer l'épaisseur des urines, ou pour indiquer l'inégalité et la dispersion du sédiment qui semble réuni, en grumeaux.

(81) Aph. 70. - 80. Cf. sur cet aphorisme Galien (p. 753).

(82) Aph. 71. - 81. Ce dernier membre de phrase, suivant Galien (p. 755), se rapporte aux déjections et aux crachats, et non à la veille, au sommeil, à la respiration, au décubitus, etc., comme le veulent certains interprètes qui se mêlent d'expliquer Hippocrate avant d'en connaître toute la doctrine et qui montrent ici leur ignorance comme en beaucoup d'autres endroits de leurs commentaires sur le livre des Aphorismes.

(83) Aph. 72. - 83. Il y avait un autre texte de cet aphorisme auquel Celse (II, 4) s'est conformé, et que Galien parait préférer aux autres comme plus médical; il porte (p. 760) : « Les urines transparentes et incolores sont funestes surtout chez les phrénétiques. » En conservant : *elles apparaissent surtout chez les phrénétiques*, Galien voudrait qu'on ajoutât : *qui sont dans un étal pernicieux.*

(84) Aph. 73. - 84. Cf. note 12, aph. 19, II, et Gal., p. 762.

(85) Aph. 75. - 85. Le texte vulgaire a : Ἢν αἷμα ἢ πῦον, leçon adoptée par Celse (II, 7) ; καὶ est la leçon donnée par Galien (p. 766) et suivie par Théophile dans son commentaire (p.432) ; elle est la plus vraie au point de vue médical : on sait, en effet, que le simple pissement de sang dépend de beaucoup de causes autres qu'une ulcération du rein. Quant a la sortie du pus mêlé ou non avec les urines, elle se rattache nécessairement à une ulcération de quelque partie de l'appareil urinaire.

(86) Aph. 74. - 86. Le texte vulgaire porte : Σαρκία μικρὰ ὥσπερ. Suivant Galien (p. 768), la disjonctive ἢ (ou) manque dans la plupart des exemplaires, ce qui est, dit-il, une leçon très vicieuse; car autre chose sont les morceaux de chair qui viennent de la subs-

tance même du rein, autre chose sont les matières piliformes déposées dans le rein par suite d'une affection du système veineux. Il rapporte même la guérison d'un homme affecté de cette dernière maladie, que les médecins appellent τριχίασις, et qui rendait de ces corps piliformes longs d'une demi-coudée. Ce malade fut guéri a l'aide d'un régime atténuant. Ces corps piliformes ne sont autre chose, ce me semble, que des caillots fibrineux provenant d'une hémorragie du rein, et qui se sont moulés sur la forme des uretères. Il me paraît difficile d'admettre que des morceaux de chair puissent descendre du rein ; il faudrait pour cela supposer une désorganisation telle que la mort arriverait certainement avant que rien de semblable se fût manifesté. Peut-être Hippocrate et Galien ont pris pour des morceaux de la substance même du rein, les fausses membranes qui se forment quelquefois dans le cas de cystite profonde, qui se détachent par lambeaux et qui sortent par l'urètre. Peut-être s'agit-il aussi de fongosités de la vessie, détachées également par petites portions et expulsées par le canal de l'urètre.

(87) Aph. 77. - 87. Rufus (*de Morbo. vesicae*, p. 125. éd. de De Matthaei), après avoir énoncé ces symptômes fournis par les urines, ajoute que les malades éprouvent des douleurs poignantes à l'épigastre et au bas-ventre; ces douleurs vont en augmentant à mesure que la maladie fait des progrès. Elles deviennent très vives quand la vessie a fini par s'ulcérer. - La psoriase vésicale d'Hippocrate et de Rufus me semble devoir être rapportée à la cystite chronique, simple d'abord, puis profonde, et accompagnée (le catarrhe vésical.

(88) Aph. 78. - 88. Suivant Galien (p. 774), par le mot *spontané* Hippocrate entend, ou sans cause externe ou sans qu'il y ait eu de symptôme précurseur.

(89) Aph. 79. - 37. Le texte vulgaire porte : « Chez ceux dont les urines, etc., la vessie contient des pierres. » Galien (p. 775) pense qu'Hippocrate a sous-entendu ou que le copiste a omis : *les reins*; car, dit-il, soit qu'il y ait des pierres dans la vessie, soit qu'il y en ait dans les reins, les urines sont sablonneuses. Ainsi, pour Galien, la présence du sable dans les urines est un signe de la présence de calculs dans les reins ou dans la vessie. L'auteur du IVe livre des *Maladies* (voir p. 419, note 35) dit que les calculeux rendent une urine sablonneuse ; Hippocrate, au contraire, dans le traité des *Airs*; etc. (p. 205), assure que leur urine est très claire. D'un

autre côté, l'auteur du traité des *Affections* (p. 539, éd. de Foës), après avoir énuméré les symptômes d'une maladie qui est, à mon avis, la néphrite calculeuse, blâme les médecins de son temps de ce qu'ils regardaient les urines sablonneuses comme indiquant la présence d'un calcul dans la vessie, tandis que, dans ce cas, c'est le rein qui est calculeux. Cet auteur est dans le vrai au point de vue de la science moderne. D'un autre côté, Rufus (p. 88 et 94, éd. de De Matthaei) et Soranus (p. 152, éd. de Dietz) regardent les urines sablonneuses comme indiquant que le rein est calculeux.

(90) Aph. 80. 90. Τὰ περὶ τὴν κύστον. J'ai suivi Galien (p. 776).

(91) Aph. 81. - 91. Καί est la leçon la plus ordinaire; certains exemplaires ont ἢ (Gal., p. 777).

(92) Aph. 82. - 92. « Galien pense qu'Hippocrate n'a pas seulement voulu parler de la disparition de ces tumeurs, mais encore de la guérison de l'ischurie qu'elles occasionnent. En effet, l'obstacle qui s'oppose au libre cours des urines consiste, quelquefois, dans une induration développée à l'extérieur de l'urètre. Lorsqu'une sonde, ou toute autre cause, y provoque une inflammation et que le pus se fait jour au dehors, la tumeur se fond, la cicatrice s'étend jusqu'à la peau et le canal reste libre. » (M. Lallemand.)

CINQUIÈME SECTION.

1. Un spasme après l'ellébore, c'est mortel.

2. Un spasme survenant à la suite d'une blessure (93), c'est mortel.

3. A la suite d'un flux de sang abondant, un spasme ou le hoquet, c'est mauvais (94).

4. A la suite d'une superpurgation, un spasme ou le hoquet, c'est mauvais.

5. Si un homme ivre est pris subitement d'aphonie et de spasmes, il meurt, à moins qu'il ne survienne un accès de fièvre ou qu'il ne recouvre la parole en arrivant à l'époque à laquelle les vapeurs du vin se dissipent (95).

6. Ceux qui sont pris de tétanos, meurent en quatre jours; s'ils passent ce terme, ils guérissent.

6 bis. Une fièvre aiguë survenant chez un individu pris de spasme et de tétanos, résout la maladie (96).

7. Quand l'épilepsie se manifeste avant la puberté, on petit en être délivré; quand elle vient à vingt-cinq ans, elle dure ordinairement (97) jusqu'à la mort.

8. Les pleurétiques qui ne sont pas purgés (98) en quatorze jours, deviennent empyématiques.

9. La phtisie se déclare surtout depuis l'âge de dix-huit jusqu'à celui de trente-cinq ans.

10. Quand l'esquinancie disparaît, elle se porte sur le poumon, et les malades meurent en sept jours; s'ils passent ce terme, ils deviennent empyématiques (99).

11. Chez ceux qui sont en proie à la phtisie, si les crachats qu'ils rejettent en toussant (100) répandent une odeur fétide quand on les met sur des charbons ardents, et si les cheveux tombent, c'est mortel.

12. Les phtisiques chez lesquels les cheveux tombent, meurent s'il survient de la diarrhée.

13. Ceux qui rejettent en toussant (101) du sang écumeux, le rejettent du poumon.

14. La diarrhée survenant chez un individu pris de phtisie, c'est mortel.

15. Si ceux qui deviennent empyématiques à la suite d'une pleurésie, sont purgés en quarante jours à dater de celui où la rupture de l'empyème a eu lieu, ils sont délivrés; sinon, ils tombent dans la phtisie

16. Le chaud produit les effets suivants sur ceux qui en usent trop souvent; il relâche les chairs, affaiblit les nerfs, engourdit l'esprit, provoque des hémorragies et des lipothymies ; ces accidents vont jusqu'à la mort (102).

17. Le froid [cause] des spasmes, le tétanos, des lividités, des frissons fébriles.

18. Le froid est l'ennemi des os, des dents, des nerfs, de l'encéphale, de la moelle épinière; le chaud leur est favorable.

19. Il faut réchauffer les parties refroidies, excepté celles qui sont le siège d'une hémorragie, ou qui vont le devenir . (103)

20. Le froid est mordant pour les plaies; il durcit la peau environnante, produit des douleurs qui arrêtent la suppuration; des taches noires, des frissons fébriles, des spasmes et le tétanos.

21. Il arrive quelquefois que dans le tétanos survenu sans plaie chez un jeune homme robuste, au milieu de l'été, une abondante affusion d'eau froide rappelle la chaleur; or, la chaleur combat le tétanos.

22. Le chaud favorise la suppuration, mais non dans toutes les plaies; [quand il produit cet effet] c'est un grand signe de salut. Il ramollit et amincit la peau, calme la douleur, les frissons, les spasmes et le tétanos; il dissipe la pesanteur de tête ; il est très utile dans les fractures des os, il l'est surtout pour les os qui sont mis à nu, notamment pour les os de la tête qui présentent des ulcères; [il convient] pour toutes les parties que le froid mortifie ou fait ulcérer et pour les herpès rongeants; il est bon pour les maladies de l'anus, des organes génitaux, de la matrice, de la vessie. Dans tous ces cas, le chaud est favorable et facilite la crise; au contraire, le froid est nuisible et éteint la vie.

23. Il faut appliquer le froid dans les circonstances suivantes: quand une hémorragie [a lieu ou] va avoir lieu (104), non sur le siége même de l'hémorragie, mais au voisinage; sur les phlegmons ou sur les inflammations dont la couleur tourne au rouge par le récent afflux du sang, car le froid noircit les inflammations anciennes; sur les érysipèles non ulcérés, car il est nuisible à ceux qui le sont.

24. Les choses froides, telles que la neige et la glace, sont ennemies de la poitrine; elles provoquent la toux, les hémorragies et les catarrhes.

25. Une abondante affusion d'eau froide amende et diminue les tumeurs et les douleurs sans plaie aux articulations, la goutte, les spasmes; elle dissipe aussi la douleur, car un léger engourdissement dissipe la douleur

26. L'eau qui s'échauffe et qui se refroidit rapidement est très légère.

27. Quand on a envie de boire pendant la nuit, et qu'on s'endort avec toute sa soif, c'est bon.

28. Les fumigations aromatiques font apparaître les menstrues.

Elles seraient très souvent utiles dans d'autres circonstances si elles ne produisaient pas des pesanteurs de tête.

29. Administrez un médicament purgatif aux femmes enceintes, s'il y a orgasme, du quatrième au septième mois; mais soyez plus réservé après ce terme. Il faut ménager les petits fœtus et ceux qui sont âgés de plus de sept mois (105).

30. Il est mortel pour une femme enceinte d'être prise de quelque maladie aiguë.

31. Saigner une femme enceinte la fait avorter, surtout si le fœtus est très développé.

32. Chez une femme qui vomit du sang, l'éruption des menstrues fait cesser ce vomissement.

33. Une hémorragie du nez, chez une femme dont les menstrues ne viennent pas, c'est bon.

34. Une femme enceinte, dont le ventre se relâche abondamment, court risque d'avorter.

35. Chez une femme en proie à des accès hystériques (106), ou au milieu d'un accouchement laborieux, un éternuement est avantageux.

36. Chez une femme, les menstrues qui n'ont pas de couleur déterminée, et qui ne reviennent pas toujours à la même époque et avec la même apparence indiquent qu'il faut purger (107).

37. Chez une femme enceinte, si les seins s'affaissent subitement, elle avorte.

38. Chez une femme enceinte de deux jumeaux, si l'une des deux mamelles s'affaisse, elle avorte de l'un ou l'autre fœtus, du garçon si c'est la droite, de la fille si c'est la gauche.

39. Quand une femme qui n'est ni enceinte ni nouvellement accouchée, a du lait, ses règles sont supprimées.

40. Chez une femme, un afflux de sang sur les mamelles présage la manie (108).

41. Voulez-vous savoir si une femme a conçu, lorsqu'elle est sur le point d'aller dormir? faites-lui boire de l'hydromel pourvu qu'elle n'ait pas pris le repas du soir (109); si elle ressent des tranchées, elle est enceinte; si elle n'en éprouve pas, elle n'a point conçu.

42. Une femme a bonne couleur si elle est enceinte d'un garçon; si

c'est d'une fille, elle a mauvaise couleur.

43. Si un érysipèle (inflammation) survient à la matrice chez une femme enceinte, c'est mortel.

44. Les femmes extraordinairement maigres qui deviennent enceintes avortent à deux mois jusqu'à ce qu'elles aient engraissé (110).

45. Chez les femmes qui, ayant un embonpoint modéré, avortent à deux ou à trois mois sans cause apparente, les cotylédons (111) de la matrice sont pleins de mucosités; ils ne peuvent résister au poids du fœtus et se rompent.

46. Chez les femmes extraordinairement grasses qui ne conçoivent pas, l'épiploon comprime l'orifice [interne] de la matrice, et elles n'enfantent point avant d'avoir maigri.

47. Si la matrice inclinée sur l'ischion suppure, elle a nécessairement besoin d'être pansée avec des mèches de charpie (112).

48. Les fœtus mâles sont surtout à droite, les femelles à gauche.

49. Pour faire sortir l'arrière-faix, donnez un sternutatoire et comprimez la bouche et les narines.

50. Si vous voulez arrêter les règles d'une femme, appliquez sur les seins une ventouse aussi grande que possible (113).

51. Chez les femmes enceintes, l'orifice de l'utérus est fermé.

52. Chez une femme enceinte, si beaucoup de lait coule par les mamelles, c'est une preuve que le fœtus est faible. Si les mamelles sont fermes, c'est une preuve que le fœtus est bien portant.

53. Quand une femme est sur le point d'avorter, ses mamelles s'affaissent. Mais si elles reprennent leur fermeté, il y aura de la douleur soit aux mamelles, soit aux ischions, soit aux yeux, soit aux genoux, et l'avortement n'a pas lieu.

54. Chez les femmes dont l'orifice de la matrice est dur, cet orifice est nécessairement fermé (114).

55. Les femmes enceintes qui sont prises de fièvre et qui deviennent brûlantes (115), sans cause apparente, ont un .accouchement laborieux et dangereux, ou elles courent risque d'avorter.

56. A la suite d'une perte, un spasme ou (116) la lipothymie, c'est mauvais.

57. Quand les règles sont trop abondantes, il en résulte des maladies; si elles ne coulent pas, les maladies [qui sont la suite de cette suppression] proviennent de l'utérus (117).

58. A la suite de l'inflammation du rectum et de l'utérus et de la suppuration des reins, arrive la strangurie (118). A la suite de l'inflammation du foie, arrive le hoquet.

59. Quand une femme n'a pas conçu, et que vous voulez savoir si elle peut devenir féconde, enveloppez-la d'un manteau et faites-lui des fumigations par en bas. Si l'odeur vous paraît arriver à travers son corps jusqu'à ses narines et à sa bouche, sachez que ce n'est pas d'elle que dépend la stérilité (119).

60. Si les menstrues apparaissent [en abondance] (120) chez une femme enceinte, il est impossible que le fœtus se porte bien.

61. Chez une femme, si les menstrues manquent sans qu'il survienne ni frissons ni fièvre, et si elle éprouve des nausées, jugez qu'elle est enceinte.

62. Les femmes qui ont la matrice froide et dense n'engendrent pas; celles qui ont la matrice très humide n'engendrent pas non plus; il en est de même de celles qui l'ont sèche et ardente, parce que la semence y dépérit faute d'aliment. Les femmes dont la matrice offre un mélange exact de ces qualités sont aptes à concevoir (121).

63. On observe quelque chose d'analogue chez les hommes : en effet, ou le pneuma à cause de la trop grande raréfaction du corps s'échappe au dehors au lieu de projeter la semence; ou ce liquide ne peut sortir à cause de la trop grande densité [du corps] ; ou la semence ne peut à cause de la trop grande froideur [du corps] s'échauffer de manière à s'amasser dans ses réservoirs ; ou la même chose arrive à cause de la trop grande chaleur [du corps].

64. Donner du lait à ceux qui ont de la céphalalgie, c'est mauvais. Il est également mauvais [d'en donner] aux fébricitants, à ceux dont les hypocondres météorisés sont parcourus par des borborygmes, à ceux qui sont altérés, à ceux qui dans une fièvre aiguë ont des évacuations alvines bilieuses, et à ceux qui rendent beaucoup de sang par les selles. Il convient au contraire aux phtisiques quand ils n'ont pas trop de fièvre ; il est également bon d'en donner dans les fièvres lentes et de longue durée, pourvu qu'il n'y ait aucun

des signes qui viennent d'être mentionnés ; enfin [il est bon] dans les cas de consomption extraordinaire (122).

65. Ceux dont les plaies sont accompagnées de gonflement, n'ont ordinairement ni spasmes ni délire violent. Mais si la tuméfaction disparaît brusquement, les spasmes et le tétanos arrivent, quand la plaie est par derrière ; quand elle est par devant, il survient un délire violent, ou des douleurs aiguës au côté, ou des empyèmes, ou la dysenterie, si le gonflement était très rouge (123).

66. Si dans les blessures graves il ne survient point (le tuméfaction, c'est mauvais (124).

67. Les tumeurs molles (arrivées à coction) sont avantageuses; les crues (rénittentes) sont mauvaises.

68. Chez un individu qui a des douleurs à l'occiput, l'ouverture de la veine droite qui est au front (veine *préparate*), procure du soulagement.

69. Chez les femmes, les frissons commencent ordinairement par les lombes, et montent le long du dos jusqu'à la tête. Chez les hommes, ils commencent aussi plutôt par la partie postérieure que par la partie antérieure du corps, par exemple par les coudes et les cuisses. Les hommes ont aussi la peau rare, les poils en sont la preuve (125).

70. Ceux qui sont en proie à la fièvre quarte ne sont pas pris de spasmes ; et si on est d'abord en proie à des spasmes et que la fièvre quarte survienne ensuite, elle les fait cesser.

71. Ceux qui ont la peau tendue, sèche et dure, meurent sans suer. Ceux qui l'ont lâche et rare, meurent avec des sueurs.

72. Les ictériques n'ont pas beaucoup de flatuosités.

NOTES

(93) Aph. 2. - 93. Quelques exemplaires, au dire de Théophile, (p. 439) portent'Επὶ τραύματι au lieu de τρώματι du texte vulgaire. Ces deux expressions veulent bien dire une solution de continuité; mais τραῦμα se rapporte aux chairs, τραῦμα ou νύγμα aux nerfs, c'est ici le cas. « Hippocrate et les anciens médecins, dit Étienne (p. 439), appelaient du nom de τραῦμα toute solution de continuité;

les médecins modernes donnent un nom à chaque espèce de blessures, suivant les parties divisées. Ils disent ἕλκος pour les chairs, κάταγμα pour les os, νύγμα pour les nerfs. »

(94) Aph. 3. - 94. Un flux de sang par le nez ou par le siége. (Théophile, p. 139.)

(95) Aph. 5. - 95. Ici, et en plusieurs autres endroits de ses Scholies, Étienne attribue à Galien des interprétations et des corrections de textes dont je n'ai retrouvé aucune trace dans ses commentaires tels que nous les possédons aujourd'hui. Galien nous apprend (Com. I, 14, in *Aph.*) qu'il avait fait deux éditions de ses commentaires; Étienne aurait-il eu sous les yeux la première édition que nous avons perdue, ou une troisième faite après celle que nous possédons, et qui ne serait pas arrivée jusqu'à nous ou bien ce scholiaste aurait-il été infidèle dans ses citations? Voilà deux questions pour la solution desquelles je n'ai aucune donnée positive.

(96) Aph. 6 bis. - 96. Suivant Étienne et Oribase cet aph. a été omis à tort par ceux qui le confondent avec l'aph. 57, IVe sect.

(97) Aph. 7. - 97. Τὰ πολλά, que j'ai traduit par ordinairement, est une addition signalée par Galien (p. 792), et qui n'était pas la leçon la plus ordinaire.

(98) Aph. 8. - 98. C'est-à-dire s'ils ne sont pas débarrassés par les crachats des humeurs qui obstruent le poumon (Théophile et Damascius, p. 444). Cette explication se rapporte aussi à l'aph. 15 ci-dessous et à la 396e sent. des *Coaques*.

(99) Aph. 10. - 99. Théophile (p. 445) veut qu'on donne à cet aphorisme une forme conditionnelle et qu'on interprète : Si l'esquinancie disparaît et qu'elle se porte sur le poumon, les malades, etc. Quelques manuscrits donnent cette forme conditionnelle.

(100) Aph. 11. - 100. Le texte vulgaire porte ἀποβήσσουσι. Galien, selon Étienne (car rien de cela ne se trouve dans son commentaire), aurait lu sur certains exemplaires ἀνεμέσουσιν, (mauvaise leçon), ἀναβήττουσιν et ἀναπτύσουσιν. Cette dernière leçon paraît être celle que Galien avait sous les yeux.

(101) Aph. 13. - 101. Le texte vulgaire porte ἀναπτύουσι. Galien (p. 797), beaucoup de manuscrits et beaucoup d'interprètes avaient ἐμέουσι, prétendant qu'Hippocrate s'était servi métaphoriquement de cette expression pour marquer l'abondance du sang.

Galien blâme cette interprétation, rejette ἐμέουσι et va jusqu'à dire qu'Hippocrate aurait fait un abus de langage s'il était vrai qu'il se fût servi de ce mot; il lit ἀναπτύουσι ou ἀναβήττουσι. On dit encore aujourd'hui dans le monde vomir le sang, quand on parle d'un crachement de sang abondant; et il est possible, quoi qu'en pense Galien, que cette locution eût son équivalent du temps d'Hippocrate et qu'il s'en soit servi au lieu de l'expression technique; du reste, elle se retrouve dans le 1er livre des *Maladies*, p. 456, éd. de Foës; voir aussi note 148e des *Coaques, in fine*.

(102) Aph. 16. - 102. Ce dernier membre de phrase se présente avec une grande variété de leçons (Gal., p. 802). J'ai suivi l'interprétation la plus rationnelle.

(103) Aph. 19. - 103. J'ai suivi pour la fin de cet aphorisme le texte qui m'a paru avoir le plus d'autorités en sa faveur. C'est, du reste, celui qui est commenté par Théophile et par Damascius (p. 451, 452). Le texte de Bâle, conservé par Foës, qui suit néanmoins dans sa traduction le texte auquel je me suis conformé, porte : « excepté celles (les parties) qui vont devenir le siége d'une hémorragie. »

(104) Aph. 23. - 104. J'ai fait ici une restitution analogue à la précédente; j'ai ajouté [a lieu ou] au texte vulgaire, sur l'autorité de Galien (p. 812), de Théophile et de Damascius (p. 456).

(105) Aph. 29. - 105. Cet aphorisme manque dans Dietz et les scholiastes. Galien remarque que c'est une répétition de l'aph. 1, IV, et que quelques éditeurs l'ont effacé.

(106) Aph. 35. - 106. Le mot ὑστερικῶν est obscur, dit Galien (p. 824) : les uns l'entendent de toutes espèces d'affections de la matrice, d'autres de l'hystérie seulement, d'autres enfin de l'arrière-faix; mais il ne serait pas vrai de dire que l'éternuement est bon dans les ulcérations ou autres maladies profondes de l'utérus. Rien ne prouve qu'il s'agit ici de l'expulsion de l'arrière-faix. Il faut donc admettre qu'il s'agit de l'hystérie avec suffocation.

(107) Aph. 36. - 107. J'ai suivi Théoph. et Damasc. (p. 403, 464).

(108) Aph. 40. - 108. Galien doute de la vérité de cet aphorisme, du moins dans la pratique ordinaire. - Étienne, p. 465, dit que Galien déclare cet aphorisme faux; mais il ajoute : « Comme Hippocrate n'a pu se tromper, il faut admettre que nous n'avons pas vu ce qu'Hippocrate a vu quelquefois. »

(109) Aph. 41. 109. Cette restriction paraît avoir été sous les yeux de Théoph.; il n'en reste pas de vestige dans le Com. de Galien.

(110) Aph. 44. - 110. Je m'en suis rigoureusement tenu pour cet aphorisme à la lettre du texte. On peut voir dans Galien (p. 836) les diverses interprétations auxquelles il a donné lieu.

(111) Aph. 45. - 111. Suivant Théophile (*Schol.*, p. 467), les cotylédons sont des membranes qui affermissent les anastomoses des vaisseaux de la matrice. Dans son traité *de Fab. corp. hum.* (p. 215, éd. d'Oxford), il dit que ce sont les bouches mêmes des vaisseaux de la matrice ; définition donnée aussi par Proxagoras (1er liv. des *Choses naturelles*). Si l'on en croit Galien (p. 838), Hippocrate appelle cotylédons les orifices des vaisseaux (artères et veines), à l'aide desquels le chorion est uni à la matrice, et non, comme le pensent quelques-uns, les glandes charnues qui se développent [pendant la grossesse] ; car il est dit, dans le premier livre des Maladies des femmes : « Si les cotylédons se remplissent de phlegme, les menstrues sont peu abondantes. »

(112) Aph. 47. - 112. Galien dit (p. 840) : Hippocrate appelle μήτραν ἔμμοτον la matrice qui a besoin d'être pansée avec de la charpie. Je crois qu'il s'agit ici, non d'une descente de matrice, mais d'une de ces inclinaisons latérales décrites dans le livre IIe des *Maladies des femmes*, et dans le traité de la *Nature de la femme*. C'est du reste le sens de Théophile (p. 469).

(113) Aph. 50. -113. Le texte vulgaire porte : « ὡς μεγίστην, » Galien (p. 842) dit que cela été ajouté, par quelques éditeurs, pour maquer qu'il fallait produire une grande révulsion. Damascius parait aussi n'avoir pas lu ce mot. - Au lieu de πρὸς (sur), Galien veut ὑπὸ (sous), parce que, sous les mamelles, les veines qui viennent d'en bas sont plus abondantes.

(114) Aph. 54. - 114. Galien (p. 850) dit qu'il faudrait placer cet aphorisme après le 51

(115) Aph. 55. - 115. J'ai suivi le texte de Dietz et de Théophile (p. 473), qui est peut-être aussi celui de Galien (p. 851), au lieu du texte vulgaire qui porte : « deviennent très maigres. »

(116) Aph. 56. - 116. « Certains Mss. portent la disjonctive ἢ, d'autres la copul. καὶ; la première leçon est la meilleure. » (Etienne, p. 474).

(117) Aph. 57. - 117. Il est difficile de savoir si Hippocrate a entendu les maladies qui précèdent ou qui suivent la polyménorrhée ou l'aménorrhée. Quoi qu'il en soit, et malgré l'opinion contraire de Galien, cet aphorisme n'est pas exact, car quelles que soient les anomalies dans les menstrues, les maladies dont elles sont la suite ou qu'elles produisent ont leur siége tantôt dans l'utérus, tantôt dans une autre partie du corps.

(118) Aph. 53. - 118. Dans le texte de Dietz, la strangurie est placée après : l'inflammation du rectum et de l'utérus. Ce n'est pas une faute de typographie, car Oribase parait avoir eu cette leçon sous les yeux; Bosquillon la reproduit; Galien a le texte vulgaire.

(119) Aph. 59. - 119. Chez les anciens ces épreuves étaient employées juridiquement pour savoir si une femme était stérile ou non.

(120) Aph. 60. - 120. Le texte de Dietz ajoute ici πολλαὶ [en abondance]. Ce mot se trouve aussi dans quelques manuscrits. Galien dit bien que le pluriel suppose l'abondance et la fréquence, mais il ne dit pas que ces deux choses soient explicitement exprimées. Cette addition provient sans doute de ce que, voyant la fausseté de la sentence d'Hippocrate, on a voulu la justifier, comme le font du reste Théophile et Galien, en disant qu'il s'agit de menstrues abondantes, mais que, chez une femme pléthorique, un peu de sang qui s'écoule ne nuit pas à l'enfant.

(121) Aph. 62. - 121. Cet aphorisme se retrouve presque textuellement à la fin du deuxième livre des Prorrhétiques. Galien (p. 859, 860) pense, avec la plupart des commentateurs, que l'aphorisme suivant est interpolé; il ne lui trouve aucun sens. C'était aussi l'opinion de Théophile et de Damascius (p. 479).

122) Aph. 64. - 122. Cet aphorisme se présente avec une grande variété de leçons dans les manuscrits, dans Dietz et dans Galien. J'ai suivi le texte le plus ordinaire. On remarquera, avec M. Littré (t. 1, p. 52), que dans les Ve et VIIe livres des Épidémies, Pytoclés donnait à ses malades du lait étendu de beaucoup d'eau.

(123) Aph. 65. - 123. Cet aphorisme se retrouve, ainsi que les quatre suivants, dans le liv. II des Épidémies. - Il paraît que Galien lisait : « ou des douleurs aiguës et des empyèmes, » et non « ou des empyèmes. »

(124) Aph. 66. - 124. Galien (p. 880) donne plusieurs manières d'écrire cet aphorisme. J'ai suivi les leçons qu'il préfère. Le texte que M. Lallemand donne, comme étant celui de Galien, n'est que le texte placé en tête du commentaire de ce dernier, et non celui qu'il admet. M. Lallemand imprime : ἰσχυρῶν καὶ πονηρῶν τραυμάτων ; dans les variantes que donne Galien il n'est pas question d'ἰσχυρῶν.

(125) Aph. 69. - 125. Au lieu de : « Les hommes ont la peau rare, les poils en sont la preuve, » on lit dans le passage parallèle du IIe livre des Épidémies : « La peau est rare, les poils des animaux en sont la preuve. »

SIXIÈME SECTION.

1. Dans les lienteries chroniques, des éructations acides, quand il n'en existait pas au début, c'est un bon signe.

2. Ceux dont les narines sont naturellement très humides et le sperme fort aqueux, traînent une vie maladive; ceux qui se trouvent dans le cas contraire se portent mieux ((126).

3. Dans les dysenteries de long cours, du dégoût, c'est mauvais ; quand il est accompagné de fièvre, c'est plus mauvais.

4. Les ulcères autour desquels le poil tombe, sont de mauvaise nature.

5. Dans les douleurs de côté, de poitrine ou de toute autre partie, il importe de noter si elles diffèrent beaucoup.

6. Les affections des reins et celles de la vessie se guérissent difficilement [surtout] chez les vieillards.

7. Les douleurs qui surviennent au ventre sont légères quand elles sont superficielles; mais plus intenses quand elles sont profondes.

8. Des ulcères survenant sur le corps chez les hydropiques, ne se guérissent pas facilement.

9. Les larges exanthèmes ne causent pas beaucoup de prurit (127).

10. Chez celui qui a une douleur locale et chez celui qui a des douleurs générales à la tête, un écoulement d'eau ou de sang par

les narines, ou par la bouche, ou par les oreilles, résout la maladie (128).

11. Chez les mélancoliques et chez les néphrétiques, quand il survient des hémorroïdes, c'est bon.

12. Quand on guérit des hémorroïdes anciennes, si l'on n'en conserve pas une (129), il est à craindre qu'il ne survienne une hydropisie ou une phtisie.

43. L'éternuement survenant chez un individu pris de hoquet le fait cesser.

14. Chez un individu attaqué d'hydropisie, quand l'eau qui est dans les veines se répand dans le ventre, c'est la solution (130).

15. Chez un individu attaqué de diarrhée ancienne, un vomissement spontané arrête la diarrhée.

16. La diarrhée survenant chez un individu attaqué de pleurésie ou de péripneumonie, c'est mauvais.

17. Il est bon pour un individu qui a une ophtalmie d'être pris de diarrhée.

18. Les plaies profondes de la vessie, de l'encéphale, du cœur, du diaphragme, des intestins grêles, de l'estomac ou du foie, sont [le plus souvent] mortelles (131).

49. Lorsqu'un os ou un cartilage, ou un nerf, ou la partie mince de la joue, ou le prépuce, ont été divisés, ils ne peuvent ni repousser ni se réunir (132).

20. Si du sang est épanché dans une cavité qui n'est pas naturelle, il se transforme nécessairement en pus (133).

21. Des varices et des hémorroïdes survenant chez les maniaques, résolvent la manie.

22. Les douleurs (134) qui descendent du dos aux coudes, la saignée les guérit.

23. Si la crainte ou la tristesse persévère longtemps, cela tient à la mélancolie.

24. Si une partie des intestins' grêles est divisée, elle ne se réunit plus (135).

25. Il n'est pas bon qu'un érysipèle situé à l'extérieur se porte au dedans; s'il passe de l'intérieur à l'extérieur, c'est bon.

26. Quand il survient des tremblements dans le causas, le délire les dissipe (136).

27. Les empyématiques ou les hydropiques opérés par le fer ou par le feu, succombent infailliblement si le pus ou l'eau est évacué tout d'un coup (137).

28. Les eunuques ne deviennent ni goutteux ni chauves (138).

29. Les femmes ne sont pas sujettes à la podagre avant la cessation de leurs règles (139).

30. Les enfants ne sont pas sujets à la podagre avant d'avoir usé des plaisirs vénériens.

31. L'usage du vin pur, ou les bains, ou les fomentations, ou la saignée ; ou une potion purgative, guérissent les douleurs des yeux.

32. Les bègues sont surtout attaqués de diarrhées de long cours.

33. Les personnes qui ont des éructations acides ne sont guère sujettes aux pleurésies.

34. Chez les chauves il ne survient pas [ordinairement] de varices volumineuses; mais s'il survient des varices volumineuses chez ceux qui sont chauves, leurs cheveux repoussent.

35. La toux survenant chez les hydropiques, c'est mauvais.

36. La saignée résout la dysurie ; mais il faut ouvrir les veines internes (140).

37. Chez un individu pris d'esquinancie, il est bon qu'il survienne un gonflement au cou (141).

38. Il vaut mieux ne pas traiter ceux qui ont des cancers occultes. Les malades meurent bientôt s'ils font des remèdes; s'ils n'en font pas, ils vivent plus longtemps (142).

39. Les spasmes viennent de plénitude ou de vacuité; il en est de même du hoquet.

40. Chez ceux qui ont des douleurs à l'hypocondre sans inflammation, s'il survient de la fièvre, elle résout la douleur.

41. Quand une collection purulente existe dans quelque partie du corps et ne se manifeste pas au dehors, c'est à cause de l'épaisseur du pus ou des parties (143) qu'elle ne se manifeste pas.

42. Chez les ictériques, il est funeste que le foie devienne dur.

43. Chez ceux qui ont la rate gonflée et dure, s'il survient une

dysenterie de long cours, l'hydropisie ou la lienterie vient la compliquer et les malades sont perdus (144).

44. Ceux chez qui un iléus survient à la suite de la strangurie, meurent en sept jours, à moins qu'avec l'invasion de la fièvre il n'arrive un flux abondant d'urines (145).

45. Quand une plaie dure un an ou plus longtemps, l'os s'exfolie nécessairement, et il en résulte des cicatrices profondes.

46. Ceux qui, avant la puberté, sont atteints de gibbosité par suite d'un asthme ou de toux, sont perdus (146).

47. Ceux à qui là saignée ou les purgatifs [de précaution] conviennent, doivent être saignés ou purgés au printemps.

48. La dysenterie survenant chez ceux qui ont la rate gonflée et dure, c'est avantageux.

49. Les affections goutteuses, quand la phlegmasie a cessé, disparaissent en quarante jours.

50. Chez ceux dont l'encéphale est profondément divisé, il survient nécessairement de la fièvre et un vomissement bilieux (147).

51. Ceux qui, en pleine santé, sont pris tout à coup de maux de tête, deviennent subitement aphones, et dont la respiration est stertoreuse, meurent en sept jours, à moins que la fièvre ne survienne.

52. Il faut aussi faire attention à ce que l'on entrevoit du globe de l'œil pendant le sommeil; car si à travers les paupières entr'ouvertes, une partie du blanc de l'œil apparaît, sans qu'il y ait eu diarrhée ou administration de purgatifs, c'est un signe suspect et tout à fait mortel.

53. Les délires gais sont moins dangereux; les délires sérieux sont plus dangereux.

54. Dans les maladies aiguës avec fièvre, la respiration gémissante est mauvaise.

55. Les affections goutteuses [et les affections maniaques se déclarent principalement au printemps et à l'automne (148).

56. Dans les maladies mélancoliques, les déplacements [de la matière peccante] sont dangereux : ils annoncent ou l'apoplexie du corps, ou des spasmes, ou la manie, ou la cécité.

57. On est surtout exposé à l'apoplexie depuis l'age de quarante

jusqu'à celui de soixante ans.

58. Si l'épiploon est sorti, il doit nécessairement se gangrener.

59. Chez ceux qui sont attaqués d'une coxalgie chronique, quand l'ischion (la tête du fémur) sort de sa cavité et y rentre de nouveau, il se forme des mucosités (149).

60. Chez ceux qui sont attaqués d'une coxalgie chronique, quand l'ischion sort de sa cavité, le membre s'atrophie et la claudication s'ensuit si l'on ne cautérise pas.

NOTES

(126) Aph. 2. - 126. Je complète cet aphorisme en plaçant sous les yeux du lecteur l'admirable tableau qu'a tracé; de la consomption dorsale par suite du libertinage, l'auteur du traité des *Maladies*. J'emprunte la traduction à m. Lallemand. (Voir t. II, p. 320 de son beau traité sur les *Pertes séminales involontaires*. « Consomption dorsale. La consomption dorsale vient de la moelle. Elle affecte principalement les nouveaux mariés et les libertins. Ils sont sans fièvre, ils mangent bien ; cependant ils dépérissent. Si vous les interrogez, ils vous diront qu'il leur semble sentir des fourmis descendre de la tête le long du dos. Lorsqu'ils urinent ou qu'ils vont à la selle, ils rendent beaucoup de sperme liquide, et la génération n'a pas lieu. Ils ont des évacuations [pollutions] pendant leurs songes, qu'ils couchent avec une femme ou non. Lorsqu'ils marchent ou qu'ils courent, surtout en montant, ils éprouvent de l'essoufflement, de la faiblesse, de la pesanteur et des sifflements dans les oreilles. Si, plus tard, ils sont pris de fièvre ardente, ils meurent de lipyrie » (*des Maladies,* II, §. 49).

(127) Aph. 9. - 127. D'après Alde, Dietz et Oribase, il faudrait traduire « les larges exanthèmes et qui ne causent point de démangeaison, sont difficiles à guérir. » Galien (t. XVIII, p. 19) et Théophile (p. 490) ont suivi le texte vulgaire.

(128) Aph. 10. - 128. J'ai suivi l'interprétation de Théophile ; Galien (p. 20), ne paraît pas avoir lu : *ou du sang par les narines.*

(129) Aph. 12. - 129. Le texte vulgaire conservé par Foës, qui traduit néanmoins comme je l'ai fait, porte : ἢν μὲν μία φυλαχθῇ (si

on en conserve une); mais Galien (p. 22), Damascius et Théophile (p. 492) ont : ἢν μὴ. Cette leçon est d'une part appuyée sur l'expérience journalière; et d'une autre part sur plusieurs autres passages de la collection hippocratique. Ainsi, à la fin du liv. I V des Épid., p. 1189, éd. de Foës, il est dit qu'Alcippe devint fou pour avoir été radicalement guéri de ses hémorroïdes; et dans le VIe liv. des *Epid.*, sect. 3, sent. 28, l'auteur appelle ἰητρευθέντες ἀκαίρως ceux qui guérissent à contre-temps toutes les hémorroïdes. Enfin on lit dans l'appendice au traité dans les *Maladies aiguës*, §. 29, t. II, p. 517, éd. de M. Littré : « Pour les hémorroïdes, vous les traverserez avec l'aiguille, et vous les lierez avec un brin de laine non lavée, aussi épais et aussi long que possible; car cela rend l'opération plus sûre. Après avoir serré la ligature, servez-vous d'un médicament corrosif, n'employez pas de fomentations humides avant la chute des hémorroïdes. Ayez soin d'en laisser toujours une. » Il est vrai que dans le traité des *Hémorroïdes* il est expressément recommandé de cautériser toutes les hémorroïdes et de n'en laisser subsister aucune. Cette opposition n'a rien qui doive étonner, puisque les écrits qui composent la collection viennent de divers écrivains qui se combattent souvent l'un l'autre; et c'est peut-être à l'auteur du traité des *Hémor.* que l'auteur du VIe liv. des *Epid.* s'adresse indirectement par cette épithète d'ἀκαίρως, donnée aux chirurgiens qui guérissaient toutes les hémorroïdes. L'auteur du *Traité des Hémorroïdes* usait de quatre procédés pour la cure de cette maladie : 1°. la cautérisation transcurrente, qui desséchait les tumeurs hémorroïdales sans les brûler; 2°. l'excision ou plutôt la rescision; et après l'opération, l'emploi des hémostatiques; 3°. la cautérisation avec les escharrotiques; 4°. l'arrachement des bourrelets hémorroïdaux externes ou internes, dont le pédicule est bien prononcé. Pour les hémorroïdes internes, l'auteur portait le cautère dans l'intérieur du rectum à l'aide d'un *speculum ani*.

(130) Aph. 14. - 130. Je suppose qu'il s'agit ici de l'anasarque, maladie dans laquelle Hippocrate croyait les vaisseaux remplis d'eau, et qui se guérit quelquefois, comme on le sait, par d'abondantes évacuations alvines liquides. - Cet aphorisme est reproduit par la 461e sentence des *Coaques*; c'est à tort que j'ai vu dans cette 461e sentence (cf. p. 92) la mention de l'hydropisie ascite; quel que soit du reste le sens que je donne à cette sentence, je me suis également

trompé quand j'ai cru y trouver une doctrine opposée à celle professée aujourd'hui sur la solution des hydropisies par l'absorption de l'eau épanchée dans l'abdomen et transportée ensuite par les veines dans les intestins et la vessie. En effet, si on admet qu'Hippocrate a parlé de l'hydropisie ascite, on trouvera qu'il y a plutôt un rapprochement à faire qu'une opposition à marquer entre sa doctrine et la nôtre.

(131) Aph. 18. - 131. « Comme θανατῶδες, dit Galien, p. 27 et suiv., signifie dans Hippocrate tantôt *nécessairement*, tantôt *probablement mortel*, il est difficile de savoir s'il a prétendu que, dans tous ces cas, la mort est inévitable ou seulement que la guérison est très difficile et très rare. Les uns pensent que toute plaie du cœur est nécessairement mortelle; mais d'autres soutiennent qu'il faut que la blessure pénètre dans les ventricules, et qu'Hippocrate a voulu marquer cette condition en se servant du verbe διασκόπειν (diviser de part en part). On croit également que les plaies de la vessie, de la partie nerveuse (centre) du diaphragme et des petits intestins ne peuvent se réunir. Quant aux plaies de l'estomac; on rapporte des cas de guérison ; on dit même que non seulement des plaies profondes du foie se sont guéries, mais qu'on a pu enlever impunément un lobe tout entier; et l'on sait que l'auteur du traité des *Plaies dangereuses* (que ce soit Hippocrate ou un autre) a entrepris la guérison de semblables blessures. » Après avoir rapporté l'opinion des autres chirurgiens, Galien énonce la sienne de la manière suivante : « On peut accorder que les plaies du cœur et du diaphragme ne se réunissent point à cause de la mobilité de ces parties, et qu'il en est de même pour les plaies du corps de la vessie, parce qu'il est nerveux (fibreux) et exsangue; mais on sait, par l'opération de la taille, que les plaies faites au col de cet organe sont susceptibles de réunion. Quant aux plaies du foie, elles causent de grandes hémorragies, et les malades meurent avant qu'elles se soient guéries. Ainsi, ils s'écartent de la vérité, ceux qui disent avoir vu se guérir des plaies même superficielles du foie ; ils s'en écartent surtout, ceux qui prétendent avoir vu enlever impunément des lobes tout entiers. Quand mon précepteur Pélops vivait encore, j'ai observé, à Smyrne, en Ionie, un homme qui guérit d'une grande plaie du cerveau; mais on sait que les plaies qui pénètrent dans les ventricules sont de nécessité mortelles. Les plaies superficielles

de l'estomac et des petits intestins se guérissent quelquefois; celles qui sont pénétrantes se réunissent rarement. Je ne crois pas que ce soit à cause de la nature de leur substance, mais parce qu'on ne peut pas y porter de médicaments comme sur les plaies externes. Aussi l'auteur du traité des *Plaies dangereuses* [ouvrage perdu] traitait les plaies du canal intestinal par des médicaments pris à l'intérieur. » Je tenais à rapporter ce commentaire en entier pour fixer l'état de la science ancienne sur la question de pathologie chirurgicale soulevée par Hippocrate. Si l'on compare ces données avec les résultats de l'observation moderne, on trouvera que les propositions d'Hippocrate et de Galien sont vagues, que certaines sont inexactes et d'autres fausses. Je ne veux point abuser de l'espace qui m'est donné pour établir des rapprochements que chacun pourra faire, en consultant le premier ouvrage de chirurgie qui lui tombera sous la main, de La Motte, Boyer, Cooper, Dupuyren, Chléius, par exemple.

(132) Aph. 19. - 132. Galien pense que les chairs peuvent se régénérer, mais que ni les cartilages ni les os ne peuvent se reproduire. « Pour ce qui est des fractures, dit Galien, p. 30), on se trompe en pensant que les fragments des os peuvent se rejoindre. Il est facile de se convaincre du contraire à l'inspection du cal qui se forme dans les fractures chez certains animaux. Qu'on les examine morts ou vivants, on verra par la dissection que les parties divisées ont été réunies par une espèce de lien circulaire; et si l'on détache le cal en le grattant, on s'apercevra que les parties profondes de la fracture sont encore séparées. » (Trad. de M. Lallemand.) Le savant chirurgien que je viens de citer remarque que Galien n'a probablement examiné le cal que dans les premiers mois qui suivent la fracture, c'est-à-dire dans la première période, cal provisoire de Dupuytren; car, plus tard, il aurait vu que la matière gélatineuse qui séparait les deux fragments, finit par s'incruster de phosphate de chaux et par acquérir même une dureté plus grande que celle de l'os ordinaire. J'ajouterai que cela est surtout constant dans les fractures qui intéressent l'extrémité des os. - « On sait, du reste, aujourd'hui que la nature reproduit certaines parties des tissus vivants dans certaines circonstances.... Chez l'homme, on ne voit pas d'organe complexe se régénérer...; toutefois, on ne peut nier qu'il y ait reproduction nouvelle à la surface des plaies. Il est également

certain qu'il se forme de toute pièce et par l'organisation ultérieure de la matière plastique des tissus plus composés, tels que les tissus osseux, fibreux, celluleux, séreux, et que des muqueuses accidentelles se développent dans certaines conditions données. » (*Compend. de chirurgie*, t. I, p. 311; *Dict. de médecine*; t. XXIV, p. 547 ; articles de M. A. Bérard.) La vérité n'est donc exclusivement ni du côté d'Hippocrate ni du côté de Galien.

(133) Aph.. 20. - 133. Le sens que j'ai suivi est celui de la plupart des interprètes (Gal., p. 32); il est, du reste, le plus naturel. Suivant quelques-uns, il s'agirait soit de l'estomac, soit du ventre en général. Quoi qu'il en soit, pour que cet aphorisme fut vrai, il faudrait entendre ἐκπυησθῆναι, non pas dans le sens de *corruption*, mais dans celui d'*altération*. Celse (II, 7) traduit : *Si in ventrem sanguis confluxit, ibi in pus vertitur.*

(134) Aph. 22. - 134. Le texte vulgaire et plusieurs interprètes ont ῥήγματα. J'ai suivi Galien, qui dit : « Quelques manuscrits ont une meilleure leçon, qui est ἀλγήματα. » Le texte de Dietz porte ῥ. καὶ ἀλ..., et Théophile (p. 497) avait lu ῥ. ἢ ἀλγ.

(135) Aph. 24. - 135. Galien voudrait qu'on rejetât cet aphorisme, répétition inutile d'une partie de l'aph. 18.

(136) Aph. 26. - 136. Galien doute de la légitimité de cet aphorisme.

(137) Aph. 27. - 137. Cf. p. 423 et p. 460, notes 25 et 143. - Érasistrate, qui avait écrit longuement et habilement sur les hydropisies, était du même avis qu'Hippocrate (Gal., p. 39).

(138) Aph. 28. - 138 Celse, (IV, 24), traduit : « Sont rarement (raro) attaqués de la podagre. »

(139) Aph. 29. - 139. Après « la femme n'est pas attaquée de la podagre, » un Ms. de Dietz, porte : « avant de s'être livrée aux plaisirs de Vénus, etc. » Celse (IV, 24) a traduit le texte vulgaire.

(140) Aph. 36. - 140. Galien (p. 57) veut : « La saignée guérit aussi (καὶ) ; (Étienne, p. 505, dit que quelques manuscrits ont ce καὶ) la dysurie qui vient de réplétion sanguine, » cherchant ainsi à modifier le sens absolu de cet aphorisme qu'il regarde, du reste, comme apocryphe, car Hippocrate dit qu'il faut saigner le creux poplité ou les malléoles dans les maladies des organes sous-diaphragmatiques, et ici on ne peut entendre que les veines du bras.

(141) Aph., 37. 141. M. Lallemand ajoute : *car la maladie se porte au dehors*, prétendant qu'il suit le texte de Galien; mais cela est inexact, car Galien (VII, p. 155), à propos de l'aph. 49, répétition du 37, VI, donne positivement le texte que j'ai suivi, et il dit que cet aph. 49 n'a été reproduit que par quelques-uns qui voulaient ajouter : *car la maladie*, etc.

(142) Aph. 38. - 142. Dioscoride et Artémidore n'écrivaient que la première phrase de cet aphorisme (Gal., p. 61). Cf. aussi Foës, *OEcon.*, aux mots Λαρκῖνοι κρυπτοί, qu'il faut entendre dans le sens de cancers non ulcérés, ou de cancers situés profondément.

(143) Aph. 41. - 143. Le texte vulgaire porté πύου ἢ τόπου. Galien (p. 65) nous apprend qu'il y avait τόπου ou πύου, suivant les exemplaires; mais il ne dit pas qu'il y avait à la fois τόπου et πύου.

(144) Aph. 44. - 144. Galien (p. 67) aurait voulu qu'on mit le 48e aphorisme avant celui-ci.

(145) Aph. 45. - 145. Au lieu de ὕδωρ donné par le texte vulgaire, je lis οὖρον avec Lind., Dietz et Galien qui regarde cet aphorisme comme suspect.

(146) Aph. 46. - 146. J'ai suivi Galien. Foë;s traduit : *Qui gibbosi ex anhelatione et tussi filunt, ante pubertatem, moriuntur*, échappant ainsi, à l'aide de deux virgules, à une difficulté. Ces non-sens se rencontrent très souvent dans les traductions latines.

(147) Aph. 50. - 147. On sait que l'ancienne Académie de chirurgie s'est beaucoup occupée de la corrélation des affections du foie et des vomissements bilieux avec les plaies de tête. Cette grande question n'était donc pas nouvelle dans la science.

(148) Aph. 55. - 148. Les mots entre crochets sont donnés par le texte de Dietz qui, d'un autre côté, omet : *principalement*.

(149) Aph. 59. - 149. Cet aphorisme parait se rapporter à l'allongement et au raccourcissement successifs du membre qui ont été expliqués de diverses manières sans que la question soit encore résolue. Hippocrate attribue ce double phénomène à la sortie et à la rentrée de la tête de l'os par suite d'hydarthrose; il est au moins démontré par l'autopsie que cette théorie est légitime pour un certain nombre de cas.

SEPTIÈME SECTION.

1. Dans les maladies aiguës, le refroidissement des extrémités, c'est mauvais.

2. Sur un os malade, de la chair livide, c'est mauvais.

3. A la suite d'un vomissement, le hoquet et la rougeur des yeux, c'est mauvais.

4. Du frisson à la suite de la sueur, ce n'est pas avantageux.

5. A la suite de manie, la dysenterie, l'hydropisie ou l'extase, c'est bon.

6. A la suite d'une maladie chronique, du dégoût et des évacuations alvines sans mélange (150), c'est mauvais.

7. A la suite d'un excès de boisson, le frisson et le délire, c'est mauvais.

8. A la suite de la rupture interne d'une collection purulente, surviennent la résolution des membres, le vomissement et la défaillance.

9. A la suite d'une hémorragie, le délire ou un spasme, c'est mauvais.

10. A la suite de l'iléus, un vomissement ou le hoquet, ou un spasme, ou du délire, c'est mauvais.

11. A la suite d'une pleurésie, la péripneumonie, c'est mauvais (151).

12. Le phrénitis à la suite d'une péripneumonie, c'est mauvais.

13. A la suite de fortes brûlures (152), les convulsions ou le tétanos, c'est mauvais.

14. A la suite d'un coup sur la tête, la stupeur ou le délire, c'est mauvais (153).

15. A la suite d'un crachement de sang [arrive] un crachement de pus (154).

16. A la suite d'un crachement de pus, la phtisie et un flux de ventre (155), c'est mauvais. Quand les crachats se suppriment, le malade meurt.

17. A la suite d'une phlegmasie du foie, [arrive] le hoquet (156).

18. A la suite d'une insomnie, [arrive] un spasme ou . du délire (157).

18 bis. A la suite du léthargus, le tremblement, c'est mauvais (158).

19. Un érysipèle autour d'un os dénudé, [c'est mauvais] (159).

20. A la suite d'une érysipèle de mauvaise nature, [arrive] la gangrène ou la suppuration (160).

21. A la suite de fortes pulsations dans les plaies, [arrive] une hémorragie (161).

22. A la suite de longues douleurs du ventre, [arrive] la suppuration.

23. A la suite de selles sans mélange, [arrive] la dysenterie.

24. A la suite d'une division des os [de la tête, arrive] le délire si elle pénètre dans l'intérieur [du crâne] (162).

25. A la suite d'une potion purgative, un spasme, c'est mortel.

26. A la suite de violentes douleurs dans la région du ventre, le refroidissement des extrémités, c'est mauvais.

27. Le ténesme survenant chez une femme enceinte la fait avorter.

28. Quand un os ou un cartilage, ou un nerf quelconque du corps est divisé, il ne pousse plus et ne se réunit plus (163).

29. Chez un individu attaqué de leucophleymasie, s'il survient une forte diarrhée, elle résout la maladie.

30. Chez ceux qui dans une diarrhée rendent des selles écumeuses, il descend du phlegme de la tête.

31. Chez les fébricitants, des dépôts *crimnoïdes* dans les urines, annoncent que la maladie sera longue.

32. Lorsqu'il y a dans l'urine des hypostases bilieuses et qu'elle est ténue à sa partie supérieure, c'est un signe que la maladie sera aiguë (164).

33. Chez ceux dont les urines ne sont pas homogènes, il y a un grand trouble dans le corps.

34. Quand des bulles apparaissent à la surface des urines, elles indiquent qu'il y a une maladie des reins et que cette maladie sera de longue durée (165).

35. Quand il y a sur les urines une épistase (166) grasse et ag-

gloméréе, elle indique qu'il y a une maladie des reins, et que cette maladie est aiguë.

36. Lorsque les signes précédents se montrent chez les néphrétiques, et qu'il s'y joint des douleurs aux muscles du rachis, si ces douleurs siégent dans les régions superficielles, attendez-vous à un abcès externe ; mais si elles siégent surtout dans les régions profondes, attendez-vous plutôt à un abcès interne.

37. Vomir le sang si on est sans fièvre, c'est salutaire ; mais si on a de la fièvre, c'est dangereux : on doit recourir aux rafraîchissants et aux styptiques.

38. Les catarrhes qui se font dans le ventre supérieur (la poitrine), suppurent en vingt jours.

39. Si on urine du sang et des grumeaux, si on a de la strangurie, et si on est pris de douleurs au périnée, à l'hypogastre et au pubis, c'est un indice que la vessie et ses dépendances sont malades (167).

40. Si tout à coup la langue perd la faculté d'articuler, ou si quelque autre partie est apoplectique (paralysée), cela tient à la mélancolie.

41. Si le hoquet survient chez les personnes âgées à la suite d'une superpurgation, ce n'est pas bon.

42. Quand une fièvre ne vient pas de la bile, si on fait sur la tête des affusions abondantes d'eau chaude, il y a solution de la fièvre.

43. La femme ne devient pas ambidextre.

44. Les empyématiques opérés par le fer ou par le feu, réchappent si le pus coule pur et blanc ; mais ils sont perdus s'il est sanguinolent, bourbeux, fétide (168).

45. Ceux qui ont une collection purulente au foie et qui sont opérés par le feu, réchappent si le pus coule pur et blanc, car dans ce cas le pus est dans une poche; mais s'il ressemble à du marc d'olives, ils sont perdus.

46. Dans les douleurs d'yeux saignez après avoir fait boire du vin pur et après de grands bains d'eau chaude (169).

47. Si un hydropique est pris de toux, il est désespéré (170).

48. Le vin pur et la saignée guérissent la strangurie et la dysurie ; mais il faut ouvrir les veines internes (171).

49. Chez un individu pris d'esquinancie, s'il se manifeste de la

tuméfaction et de la rougeur sur la poitrine, c'est bon, car le mal se porte au dehors (172).

50. Ceux dont le cerveau est sphacélé (173), meurent en trois jours; s'ils passent ce terme, ils guérissent.

51. L'éternuement vient de la tête, le cerveau étant échauffé et la cavité de la tête devenant humide. Alors l'air qui y est renfermé s'échappe au dehors; il fait du bruit à cause de l'étroitesse de son issue.

52. Chez ceux qui ont des douleurs à la région du foie, s'il survient de la fièvre, elle dissipe la douleur.

53. Ceux à qui il convient de tirer du sang des veines, doivent être saignés au printemps (174).

54. Quand du phlegme est renfermé entre le diaphragme et l'estomac (175) et y cause de la douleur ne pouvant s'ouvrir une issue ni dans l'une ni dans l'autre cavité (la poitrine ou l'estomac), s'il est transporté par les veines dans la vessie, il y a solution de la maladie.

55. Quand le foie plein d'eau se rompt sur l'épiploon (176), le ventre se remplit d'eau et les malades meurent.

56. Le vin mêlé avec partie égale d'eau, dissipe l'anxiété, le bâillement et le frisson (177).

57. Quand des abcès se forment dans l'urètre, s'ils suppurent et se rompent ; il y a solution de la douleur (178).

58. Ceux dont le cerveau a éprouvé une commotion par une cause quelconque, deviennent nécessairement aphones sur-le-champ (179).

59. Il faut faire souffrir la faim à ceux dont les chairs sont humides, car la faim dessèche le corps (180).

60. Chez un individu pris de fièvre, et qui ne présente pas de tuméfaction au pharynx, s'il survient tout à coup de la suffocation et si la déglutition ne peut se faire qu'avec peine, c'est mortel.

61. Chez un individu pris de fièvre, si le cou se tourne subitement, et si la déglutition est impossible, sans qu'il existe de tumeur au cou, c'est mortel.

62. Quand il survient dans tout le corps des changements, soit qu'il se refroidisse et redevienne chaud, soit qu'il présente tantôt une couleur, tantôt une autre, c'est une preuve que la maladie sera

longue (181).

63. Des sueurs abondantes et continuelles, chaudes ou froides, indiquent un excès d'humidité ; il faut donc en provoquer la sortie, par le haut, chez les individus forts, par le bas chez les faibles (182).

64. Les fièvres qui n'ont pas d'intermission et qui redoublent tous les trois jours, sont très dangereuses ; mais si elles ont des intermissions, de quelque façon que ce soit, c'est un signe qu'elles sont sans danger.

65. Chez ceux qui ont des fièvres de long cours, il survient des tumeurs ou des douleurs aux articulations (183).

66. Ceux qui, à la suite des fièvres, ont des tumeurs ou des douleurs aux articulations, prennent trop d'aliments (184).

67. Si vous faites prendre à un fébricitant et à un homme sain la même nourriture, vous donnerez de la force à l'homme sain et vous rendrez plus malade celui qui l'est déjà (185).

68. Il faut examiner [dans une maladie] si les matières qui sortent par la vessie ressemblent à celles qui en sortent dans l'état de santé. Quand elles ne leur ressemblent pas du tout, elles sont mauvaises. Quand elles ressemblent aux urines des personnes saines, elles ne sont point mauvaises.

69. Lorsque les déjections, si vous les laissez reposer et si vous ne les agitez pas, donnent un dépôt semblable à des raclures, la maladie est peu de chose, si ce dépôt est en petite quantité; s'il est considérable, elle est grave : il faut alors purger. Si, avant de le faire, vous prescrivez des bouillies, plus vous en donnerez, plus vous ferez de mal (186).

70. Quand les déjections alvines sont crues, elles proviennent de la bile noire ; si elle est abondante, la maladie est plus forte ; si elle est peu abondante, la maladie est plus faible (187).

71. Dans les fièvres qui n'ont point d'intermission, les crachats livides, les sanguinolents, les bilieux ou les fétides, sont tous mauvais. Cependant s'ils sortent bien ils sont bons. Quand les évacuations qui se font par la vessie ou par les intestins, ou par quelque autre partie que ce soit, s'arrêtent avant que tout soit purgé, c'est mauvais (188).

72. Il faut rendre les voies faciles quand on veut purger. Si on veut

rendre faciles les voies supérieures, il faut resserrer le ventre. Si on veut rendre faciles les voies inférieures, il faut l'humecter (189).

73. Quand le sommeil et l'insomnie sont prolongés l'un et l'autre outre mesure, il y a maladie (190).

74. Dans les fièvres qui n'ont pas d'intermission, si l'extérieur est froid, et l'intérieur brûlant, et s'il y a de la fièvre, c'est mortel (191).

75. Dans une fièvre qui n'a pas d'intermission, si la lèvre, ou la narine, ou l'œil, ou le sourcil est dévié ; si le malade, affaibli, ne voit plus, n'entend plus ; quel que soit celui de ces signes qui apparaisse, la mort est proche (192).

76. A la suite de la leucophlegmasie arrive l'hydropisie (193).

77. A la suite de la diarrhée, la dysenterie (194).

78. A la suite de la dysenterie, la lienterie (195).

79. A la suite du sphacèle (nécrose) de l'os, il y a séparation (196).

80. A la suite du vomissement de sang, il y a corruption et expectoration purulente ; à la suite de la phtisie, un flux qui vient de la tête ; à la suite de ce flux, la diarrhée ; à la suite de la diarrhée, la suppression des crachats ; à la suite de cette suppression, la mort (197).

81. Il faut examiner les qualités des évacuations qui se font par la vessie, par les intestins et [les excrétions] qui se [font] par les chairs, et examiner aussi si le corps s'éloigne en quelque chose de l'état naturel ; s'il s'en éloigne peu, la maladie est peu de chose ; s'il s'en écarte extrêmement, elle est mortelle.

82. Ceux qui deviennent phrénétiques après quarante ans, ne guérissent ordinairement pas ; en effet, il y a moins de danger pour ceux dont la maladie est conforme à leur nature et à leur âge.

83. Dans les maladies, quand on pleure avec motif, c'est bon ; quand on pleure sans motif, c'est mauvais.

84. Chez ceux qui ont des fièvres quartes, s'il survient un flux de sang par les narines, c'est funeste.

85. Les sueurs arrivant dans les jours critiques, abondantes et rapides, sont dangereuses. [Elles le sont également] celles qui tombent du front comme goutte à goutte ou en ruisselant, et celles qui sont très froides et abondantes, car de telles sueurs se font jour avec une très grande force, un très grand travail et une pression prolongée.

86. A la suite d'une maladie chronique, un flux de ventre, c'est mauvais.

87. Ce que les remèdes ne guérissent pas, le fer le guérit ; ce que le fer ne guérit pas, le feu le guérit; ce que le feu ne guérit pas, il faut le regarder comme incurable.

NOTES

(150) Aph. 1. - 150. Le texte de Dietz porte : « Du dégoût, des vomissements sans mélange. » Galien (p. 106), Théophile et Damascius (p. 521, 522) ont aussi sans mélange; mais ils rapportent ces mots aux évacuations alvines.

(151) Aph. 11. - 151. Galien (p. 111) dit que plusieurs écrivent cet aphorisme sans κακόν.

(152) Aph. 13. - 152. Galien (p. 113). Marinus (voir Introd. aux *Aph.*, p. 130) mettait τρώμασι, leçon fortifiée par l'aph. suivant; mais les plus anciens manuscrits ont καύμα. Théophile dit : « Parmi ceux qui ont lu καύμ., les uns entendent, la chaleur de l'atmosphère, les autres les cautères et les eschares. »

(153) Aph. 14. - 153. Galien (p. 114) fait pour cet aphorisme la même remarque que pour l'aph. 11. Dans cette section, il s'agit tantôt simplement des complications ou épiphénomènes, tantôt de leur valeur comme, signes, distinction à laquelle les copistes n'ont pas songé. Je conserve κακόν quand Galien ne le rejette pas formellement.

(154) Aph. 15. - 154. Galien (p. 115) nous apprend ici que Praxagoras avait fait un gros livre sur les Épiphénomènes.

(155) Aph. 16. - 155. Ῥύσις. Suivant Galien (p. 116, ce mot peut s'entendre soit de la chute des cheveux, soit d'un flux intestinal.

(156) Aph. 17.- 156. Galien, (p. 117), suivi (p. 525), interprète cet aph. sans κακόν; ce mot est admis par Théoph. (p. 525.)

(157) Aph. 18. - 157. Suivant Galien (p. 118, certains Mss. très bons, donnent ainsi cet aphorisme : « A la suite de l'insomnie [arrive] un spasme. »

(158) Aph. 18 bis. - 158. Cet aphorisme qui manque dans Galien et dans les textes vulg. est ajouté par Théoph. et Damase. (p. 526).

(159) Aph. 19. - 159. Galien (p. 119) dit que κακόν, est ici in-

dispensable, et précisément les textes vulgaires l'omettent. Lind l'a justement rétabli.; il se trouve aussi dans le texte de Dietz; Foës ne l'a ni dans son texte, ni dans sa traduction.

(160) Aph. 20. - 160. Galien (p. 120) ne paraît pas admettre κακόν.

(161) Aph. 21. - 161. Avec Galien (p. 120), j'ai rejeté κακόν.

(162) Aph. 24. - 162. Le texte vulgaire porte: Ἐπὶ ὀστέου διακοπῇ παραφροσύνῃ, ἢν κενεὸν λάβῃ. Marinus achevait cet aphorisme à παραφ., et unissait ἢν κ. λαβ., au 25e aphorisme ainsi conçu : Ἐκ φαρμακοποσίης σπασμὸς, θανατῶδες, ce qu'il faudrait sans doute traduire: « Un spasme à la suite d'une potion purgative qui a amené une [grande] déplétion, c'est mortel. » Galien (p. 123) accorde à Marinus que son second aphorisme est vrai, car Hippocrate regarde comme dangereux tout spasme qui vient de déplétion ; mais le premier est faux, car l'aliénation mentale ne suit pas nécessairement la division d'un os, même de ceux du crâne.

(163) Aph, 28. - 163. Reprod. de l'aph. 19, VI (Gal., p. 127).

(164) Aph. 32. - 164. Certains interprètes, suivant Galien (p. 132), ne pouvant admettre que l'urine ait des hypostases bilieuses et qu'elle soit ténue à sa partie supérieure, pensaient que ἄνωθεν devait s'entendre non du lieu, mais du temps, et interprétaient : « Quand les urines, d'abord ténues au début, deviennent ensuite bilieuses. » Galien approuve cette manière de voir, qui me paraît en désaccord avec le contexte.

(165) Aph. 34. - 165. Ce qu'Hippocrate donne ici comme un pronostic général, s'appliquant à toutes espèces de maladies, et à aucune en particulier, a été, dans ces derniers temps, reconnu comme le signe spécial d'une affection grave du rein, je veux dire de la maladie de Bright ou néphrite albumineuse. La formation de ces bulles tient à la présence d'une grande quantité d'albumine, qui donne aux urines une apparence savonneuse. La maladie de Bright est très longue et très difficile à guérir.

(166) Aph. 35. - 166. Les textes vulgaires ont ὑπόστασις. Galien a lu ἐπιστ., car, dit-il, ce qui est gras surnage (p. 137).

(167) Aph. 39. - 167. On devrait, dit Galien (p. 142), effacer cet aphorisme, qui se trouve dans presque tous les exemplaires, puisqu'il est la répétition du 80e. IVe section.

(168) Aph. 44. -168. J'ai suivi le texte de Chart., de Lind. et de Dietz.

(169) Aph. 45. - 169. Dietz a le texte de l'apb. 31, Ve sect., sauf le mot φαρμακοποσίη (potion purgative). Galien avait le texte vulgaire, puisqu'il dit que cet aph. ne concorde pas avec l'aph. 31.

(170) Aph. 47. - 170. Répétition de l'aphorisme 35, VII (Gal., p. 153).

(171) Aph. 48. - 171. Répétition de l'aphorisme 36, VI (Gal., p. 154).

(172) Aph. 49. - 172. Voir section VI, aph. 37, note 16.

(173) Aph. 50. - 173. Voyez note 79 des *Coaques*, p. 447.

(174) Aph. 53. 174. Cet aphorisme est une partie du 47e, Ve sect. Il est omis dans certains exemplaires. Galien (p. 161) s'étend ici en reproches contre les commentateurs qui n'ont pas signalé ces répétitions, qui ont commenté deux fois le même aphorisme, et qui même se sont contredits dans leurs explications. Il déclare ne rien savoir sur l'origine de ces répétitions; qu'elles soient du fait d'Hippocrate ou de ses successeurs.

(175) Aph. 54. - 175. Cet aphorisme me parait exprimer plutôt une idée théorique qu'un fait d'observation ; il avait embarrassé les commentateurs anciens, entre autres Marinas et Galien (cf. p. 163 et suiv.). Il me semble difficile, pour ne pas dire impossible, d'établir un rapprochement entre la proposition d'Hippocrate et nos connaissances actuelles sur les épanchements abdominaux. On ne peut guère, en effet, admettre de collection entre l'estomac et le diaphragme, si ce n'est dans l'arrière-cavité des épiploons, où il se fait quelquefois des hydropisies enkystées, mais il n'y a pas lieu de croire que les connaissances d'Hippocrate en anatomie pathologique allaient jusque-là.

(176) Aph. 55. - 176. Il s'agit vraisemblablement de la rupture d'un kyste hydatique du foie, dans la cavité péritonéale, rupture que j'ai observée une fois, et qui a entraîné une mort rapide.

(177) Aph. 56. - 177. Le texte portait primitivement : ἀλύκη, χάσμη, φρίκη, οἶνος, ... λύει. Galien (p. 166) fait remarquer un solécisme, et dit : « Quelques-uns ont mis l'accusatif ἀλύκην, κ. τ. λ. » Cette correction a passé dans notre texte vulgaire.

SEPTIÈME SECTION.

(178) Aph. 57. - 178. Répétition de l'aph. 82, IVe sect. (Gal. p. 169).

(179) Aph. 58. - 179. Cet aphorisme est la reproduction de la 499e sent. des *Coaques*; c'est à ma connaissance les seuls passages où il soit parlé de la commotion du cerveau; car il n'est pas dit un mot de cette grave complication dans le traité des *Plaies de tête*.

(180) Aph. 59. - 180. Après cet aphorisme, dit Galien (p. 173), la plupart des exemplaires en donnent deux autres qui ne sont, à de très légères modifications près, que la reproduction des aphorismes 34 et 35, IVe section. J'ai suivi le texte donné par Galien. L'aphorisme 60 est omis dans les textes vulgaires.

(181) Aph. 62. - 181. Répétition de l'aph. 40, IVe sect. (Gal., p. 176).

(182) Aph. 63. - 182. Cet aphorisme, qui semble une imitation de l'aph. 37, IV, est regardé comme apocryphe par Galien (p. 177). Après cet aphorisme, dit-il, s'en trouvent trois autres peu différents des aph. 43, 44, 45, IVe sect. - A l'aph. 63 se termine le continent. de Théophile et de Damascius. Ces commentateurs méritent le reproche que Galien adresse aux interprètes des *Aphorismes* (*Prooem.*, VII' sect.), de s'être beaucoup, quelquefois même, trop étendus sur les premières sections des *Aphorismes*, et d'avoir passé très légèrement sur les dernières; il compare ces commentateurs aux individus qui, fatigués d'une longue dispute, finissent par tout accorder à leurs adversaires pour se débarrasser d'eux. Quant à lui, il dit avoir mis un soin égal à toutes les parties de ce livre; et on lui doit en effet celte justice que son commentaire est aussi utile et aussi intéressant à la fin qu'au commencement.

(183) Aph. 65. - 183. Répét. de l'aph. 44, IV.

(184) Aph. 66. - 184. Répét. de l'aph. 45, IV (Gal., p. 178).

(185) Aph. 67. - 185. J'ai suivi pour cet aphorisme obscur le texte mis en tête du commentaire de Galien (p. 179).

(186) Aph. 69. - 186. Cet aphorisme est très embarrassant, et ceux qui l'ont rédigé semblent avoir pris à tâche ; comme le remarque Galien (p. 182), d'employer des expressions qui peuvent tour à tour se rapporter aux urines et aux selles.

(187) Aph. 70. - 187. D'après Galien (p. 187), les premiers in-

terprètes des *Aphorismes*, et parmi eux Hérophile, Bacchius, Héraclide et Xeuxis lisaient ainsi cet aph.: « Chez ceux qui ont des déjections crues, elles viennent de la bile noire ; plus copieuses si la bile est plus abondante, moins copieuses si elle est moins abondante. » - Quelques-uns rapportaient aussi cet aph. aux urines.

(188) Aph. 71. - 188. Répét. de l'aph. 47, IV (Gal., p. 188).

(189) Aph. 72. - 189. Amplification de l'aph. 9, Il (Gal., p. 189).

(190) Aph. 73. - 190. Répit. de l'aph. 3, II. Là il y a κακόν,; ici il y a νοῦσος, ce qui est une mauvaise leçon (Gal., p. 189).

(191) Aph. 74. - 191. Reprod. fautive de l'aph. 18, IV (Gal., p. 190).

(192) Aph. 75. - 192. Reprod. de l'aph. 49, IV (Gal., p. 191).

(193) Aph. 76. - 193. C'est-à-dire ceux dont les vaisseaux et dont le corps surabondent de phlegme tombent dans l'hydropisie leucophlegmatique (Gal., p. 191).

(194) Aph. 77. - 194. Imit. inexacte de l'aph. 23, VII (Gal., p. 192).

(195) Aph. 78. - 195. Reprod. partielle de l'aph. 43, VII (Gal. p. 192).

(196) Aph. 79. - 196. Il s'agit de la séparation de portions d'os, par suite de nécrose, ou de la désunion de l'os d'avec la chair (Gal., p. 193).

(197) Aph. 80. - 197. Dans Chartier et dans Kuehn, une partie de cet aph. est confondue avec le commentaire de Galien. Au lieu de ἐπὶ αἵματος ἐμετῶν φθόη, la plupart des exemplaires, dit Galien (p. 193), portent ἐ. αἵ. ἐ. φθορά; j'ai suivi cette leçon. - Après cet aphorisme, quelques éditeurs donnent : « A la suite d'un crachement de sang, [arrivent] le crachement de pus et un flux; lorsque les crachats s'arrêtent, on meurt » (répétit. de l'aph. 16, VII). Cette répétition vient sans doute de ce que Galien cite cet aph. à la fin de son commentaire, pour montrer que le 80ε a été fait en partie à ses dépens.

ISBN : 978-1718611320

www.ingramcontent.com/pod-product-compliance
Lightning Source LLC
Chambersburg PA
CBHW070116230526
45472CB00004B/1289